AF281882

MORBUS WILSON

MORBUS WILSON

Ein Ratgeber

für Patienten und deren Angehörige

zu Morbus Wilson und Kupferfragen

George J. Brewer, M.D.

*Wilson's Disease for the Patient and Family: A Patient's Guide to
Wilson's Disease and Frequently Asked Questions about Copper*

Bibliografische Information der Deutschen Bibliothek:
Die Deutsche Bibliothek verzeichnet diese Publikation in der
Deutschen Nationalbibliografie; detaillierte bibliografische Daten
sind im Internet über http://dnb.ddb.de abrufbar.

Alle Rechte vorbehalten.
Das Werk ist urheberrechtlich geschützt. Jede Verwertung außerhalb
der Freigrenzen des Urheberrechts ist ohne schriftliche Zustimmung
des Copyright-Besitzers unzulässig und strafbar. Das gilt insbesondere
für Vervielfältigungen, Übersetzungen, Mikroverfilmungen und die
Einspeicherung und Verarbeitung in elektrischen Systemen.

Copyright © 2006 George J. Brewer, M.D.

Übersetzung: Gesine Milde, Christine Zeller, Mavi Schellenberg
Satz: eScriptum, Berlin
Herstellung und Verlag: Books on Demand GmbH, Norderstedt

Printed in Germany

ISBN: 3-8334-4540-8

Widmung

Ich möchte dieses Buch Dr. Ascher Sellner widmen,
der ein wahrer Freund gewesen ist und der sich sehr stark für
das Wohlergehen der Wilson-Patienten engagiert hat.
Ebenfalls möchte ich es seinen Eltern,
Henrietta und Morton Sellner, widmen, die mit der Gründung
der gestifteten Professur Morton S. und Henrietta K. Sellner
an der Universität von Michigan einen wichtigen Beitrag zum
Wohlergehen von sowohl gegenwärtigen als auch zukünftigen
Wilson-Patienten geleistet haben.

Inhalt

Vorwort

Morbus Wilson und andere Kupferstoffwechselstörungen können für Patienten und deren Familie sehr schwer zu verstehen sein. Diejenigen, die mit medizinischen Problemen im Zusammenhang mit Kupfer konfrontiert sind, haben nicht immer leicht Zugang zu glaubwürdigen Informationen. Ich habe dieses Buch für die Menschen geschrieben, die mehr über Morbus Wilson und andere Störungen des Kupferstoffwechsels wissen müssen. Ich stelle diesen Ratgeber zur Verfügung, um sicherzugehen, dass Menschen, die Screening, Diagnose und Behandlung des Morbus Wilson durchlaufen, sich aktiv an ihrer eigenen Versorgung beteiligen können.

Da Morbus Wilson und Kupferstoffwechselstörungen relativ selten sind, haben Ärzte, sogar Spezialisten und Super-Spezialisten, nicht immer die neuesten oder genauesten Informationen über diese Beschwerden. Dieses Buch über Morbus Wilson wurde konzipiert, um es für Patienten und deren Angehörige so einfach wie möglich zu machen, zu verstehen, was ihre Ärzte ihnen über Kupferstoffwechselstörungen mitteilen. Darüber hinaus soll es ihnen ermöglichen, dem zeitlich belasteten Arzt dabei zu helfen, Morbus Wilson zu erkennen, zu diagnostizieren und zu behandeln.

Nachdem ich während der letzten 20 Jahre über 300 Patienten mit Morbus Wilson gesehen und behandelt habe, entschied ich mich, dieses Buch zu schreiben, da ich vermutlich in den Geschichten meiner Patienten die meisten Fehler gesehen habe, die – zumindest von der Art her – gemacht werden können. Aufgrund der Art der von mir durchgeführten Studien zur Behandlung habe ich langfristige Erfahrungen mit meinen Patienten, die in dieser Form einmalig sind. Durch diese Erfahrungen habe ich viel über die Krankheit gelernt. Ich habe sie in zahlreichen Forschungsberichten und Rezensionen in der wissenschaftlichen Literatur veröffentlicht (gerne können Sie meine Referenzen als Wilson-Experte, die in einem der folgenden Teile aufgeführt werden, nachlesen). Doch zielten die bisherigen Schriften von mir und meinen Forschungskollegen eher darauf ab, diejenigen zu informieren, die bereits über ein beträchtliches Wissen über diese Krankheit verfügen. Mit anderen Worten, die Experten haben für einander geschrieben. Als ich die Häufung der von Ärzten begangenen Fehler in den Geschichten meiner Patienten bemerkte und die Telefonanrufe von Patienten zu zählen begann, die mehr Informationen über die Krankheit suchten, wurde mir klar, dass jemand ein »benutzerfreundliches« Buch für Wilson-Patienten und deren Familien schreiben musste.

Zusatz zur deutschen Fassung:
Ich hoffe, dass diejenigen, die die deutsche Fassung lesen, das Buch als nützlich empfinden. Morbus Wilson kennt keine nationalen oder linguistischen Grenzen und tritt in allen Ländern und in jeder Sprachgemeinschaft auf. Überall gibt es Fragen, Probleme, Informationsmangel unter den Medizinern etc. und ich hoffe, dass dieses Buch zumindest denjenigen Betroffenen und ihren Angehörigen etwas hilft, die Deutsch sprechen.

Vorwort aus der Übersetzerwerkstatt

Ein Ratgeber für Patienten und deren Angehörige zu Morbus Wilson und Kupferfragen – Ein Buch?! Für Wilson-Patienten?! Meine Überraschung hätte größer nicht sein können, als ich erstmals vom patientengerechten Werk Prof. Brewers erfuhr. Meine Neugier war groß, doch war ich gezwungen, mich eine Weile zu gedulden, da das Buch erst durch einen Freund aus den USA für mich beschafft werden musste. Als ich dann den Ratgeber (ein wirkliches Buch!) endlich in den Händen hielt, war es – schon vor dem Lesen – wie ein persönliches Geschenk des Autors an mich! Wie nett, dass sich ein Experte die Mühe gemacht hatte, alles Wissenswerte in leicht verständlicher Form zum Thema Morbus Wilson und Kupfer zusammenzutragen. Ein informativer und detaillierter Ratgeber, der mich als Wilson-Patientin wieder einmal darin bestätigte, wie wichtig es ist, sich mit der Erkrankung auseinander zu setzen und so viel wie möglich darüber zu wissen, nicht zuletzt um im Gespräch mit Ärzten mitreden zu können.

Einen Haken hatte die Sache jedoch: das Buch war auf Englisch. Wie schade, dass das Werk dadurch all denjenigen vorenthalten wurde, die sich nicht so sicher in dieser Sprache fühlen. Wie sehr wünschte ich all meinen Leidensgenossen das schöne Gefühl, das mich selbst überkommen hatte, als ich ein ganzes Buch über meine so seltene Krankheit in den Händen hielt! Zumindest für den deutschsprachigen Raum konnte etwas getan werden, oder?

Und so entstand mein ehrenamtliches Übersetzungsprojekt. Ein Projekt, dass nie vollendet hätte werden können ohne die tatkräftige Hilfe von Frau Mavi Schellenberg (Korrektorat Fachterminologie), Diplom-Übersetzerin Christine Zeller (stilistisches Korrektorat) und meines Ehemannes Gerald Lamusse, für deren Unterstützung bei der Redaktion ich mich an dieser Stelle von ganzem Herzen bedanke.

Gesine Milde, M.A. Philologie
Wilson-Patientin

Danksagung

An dieser Stelle möchte ich anerkennen, dass selbstverständlich keine meiner klinischen Forschungen über Morbus Wilson ohne die Hilfe und Kooperation der vielen Wilson-Patienten möglich gewesen wäre, die über die Jahre an den von mir durchgeführten Versuchen teilgenommen haben. In den ersten Jahren haben viele Patienten Wochen ihrer Zeit zur Verfügung gestellt, um an Studien des Kupfergleichgewichts teilzunehmen, was uns erlaubte, sicher mit der Entwicklung von Zinkacetat als eine anerkannte und genehmigte Therapie fortzufahren. Dies ist nur ein Beispiel der von so vielen Patienten gebrachten Opfer zur Erleichterung des Fortschritts unserer Arbeit an Morbus Wilson.

Ich möchte auch der *Wilson's Disease Association* (WDA) meine Anerkennung aussprechen. Ich verdanke der WDA und den zwei Vorsitzenden, mit denen ich zusammengearbeitet habe, Frau Carol Terry und Dr. Ascher Sellner, sehr viel. Die WDA ist ein unerschütterlicher Befürworter und Vermittler einer guten Behandlung von Patienten sowie angebrachter Patiententeilnahme an der nötigen Forschung zur Förderung der Behandlung von Patienten gewesen. Letztere ist wichtig, wenn Fortschritte gemacht werden sollen, und die WDA ist ein starker Befürworter des Wissensfortschritts durch Forschung gewesen. Die WDA ist auch eine hervorragende Informationsquelle für Patienten und deren Angehörige, indem sie Unterstützung und Beratung je nach Bedarf bietet.

Anerkennung muss darüber hinaus zwei zusätzlichen Gruppen ausgesprochen werden, die einen großen Einfluss auf meine Forschung gehabt haben. Zunächst ist dies mein Laborpersonal, allen voran Frau Virginia (Ginger) Johnson und Herr Robert (Bob) Dick. Ginger ist das Herz und die Seele unserer patientenbezogenen Aktivitäten gewesen. Sie war zahllosen Patienten eine »Freundin«, indem sie ihnen half, ihren Weg durch eine komplexe Krankheit und den klinischen Forschungsprozess zu finden. Bob hat für eine hervorragende labortechnische Qualität gesorgt, was meist zu qualitativ außerordentlichen Leistungen führte. Unsere Kupfergleichgewichtsarbeit war äußerst fein und höchst akkurat, zum größten Teil dank Bob. Unsere Kupferproben, ausgeführt auf 10–20 mg Lebergewebe einer Nadelbiopsie, sind die akkuratesten in der Welt, wiederum dank Bob. Das gleiche kann über unsere Plasma- und Urinkupfer-, Zink- und neuerlich auch Molybdänproben gesagt werden, ja auch dies dank Bob.

Die zweite Gruppe, die Lob und Anerkennung verdient, ist die Belegschaft des *General Clinical Research Center* (GCRC) des Universitätskrankenhauses von Michigan. Die Krankenschwestern und Assistentsärzte haben für eine wundervolle klinische Versorgung unserer Patienten gesorgt. Darüber hinaus haben die Krankenschwestern und die Belegschaft der Verwaltung des GCRC unser Projekt sehr unterstützt und gefördert. Kurz gesagt, das Team des GRCR ist *der* Schlüssel zum Erfolg unserer Arbeit mit den Patienten gewesen, und ohne diese Arbeit würde ich nicht in der Lage sein, dieses Buch Patienten zur Verfügung zu stellen.

Das Förderungsprogramm des *Orphan Products Office* der *Food and Drug Administration* (FDA, amerikanischen Nahrungs- und Medikamentenzulassungsbehörde) hat äußerst hilfreiche Fördermittel für sowohl die Entwicklung von Zinkacetat (Grant #FD-R-000179) als auch Ammonium-Tetrathiomolybdat (Grant #FD-U-000505) für die Therapie von Morbus Wilson zur Verfügung gestellt. Ich möchte ebenfalls der Lemmon Company, später vom Pharmaunternehmen Gate akquiriert, dafür danken, dass sie Zinkacetat als Orphan-Therapie angenommen haben und dies weiterführten, bis der Antrag auf Einführung von Zinkacetat als neues Medikament von der FDA gebilligt wurde. Besonderer Dank gilt Stanley Schiendlein, der uns zuerst auf eine derartige Förderung ansprach und das Medikament (jetzt bekannt als Galzin®) auf dem Großteil seines Regulierungsweges begleitete. Ich danke auch Charles Krippendorf vom Pharmaunternehmen Gate, der in den späteren Phasen geholfen hat. Ebenso danke ich der Gastrointestinal-Abteilung der FDA, damals geführt von Dr. Stephen Fredd, für ihre zeitige Genehmigung von Galzin®.

Schließlich möchte ich denjenigen Anerkennung aussprechen, die bei diesem Manuskript geholfen haben. Viele, darunter Frau Stephanie Kaplan, Herr Len Pytlak und Dr. Ascher Sellner, haben alles oder Teile davon gelesen und nützliche Hinweise gegeben. Zuguterletzt war Frau Nancy Shefferly, meine Sekretärin, bei der Zusammenstellung dieses Buches äußerst hilfreich.

Zusatz zur deutschen Fassung:
Ich bin Gesine Milde äußerst dankbar für ihre harte und langwierige Arbeit an der deutschen Übersetzung dieses Buches. Ebenfalls danke ich ihren Kolleginnen Mavi Schellenberg und Christine Zeller für ihre Hilfe bei der Übersetzung.

Referenzen von George J. Brewer mit Relevanz für Morbus Wilson

Ausbildung und Berufungen

1952	Bachelor of Science in Pharmazie, Purdue University
1956	Medical Doctor, University of Chicago
1965–1967	Assistant Professor für Innere Medizin, University of Michigan
1967–1970	Associate Professor, Abteilung für Humangenetik, University of Michigan
1970–Gegenwart	Professor, Abteilung für Humangenetik, University of Michigan
1976–Gegenwart	Professor, Abteilung für Innere Medizin, University of Michigan
1989–Gegenwart	Adjunct Professor für Veterinärmedizin, Michigan State University

Relevante Ehrungen und Auszeichnungen

1998	Raulin Award, *International Society for Trace Element Research in Humans* (Internationale Gesellschaft für Spurenelement-Forschung bei Menschen)
1999	Master Award, *American College of Nutrition* (Amerikanisches College für Ernährung)

1999   *Committee on Copper in Drinking Water of the*
                  National Research Council (Komitee des Nationalen
                  Forschungsrats für Kupfer im Trinkwasser)
2000–Gegenwart   Morton-und-Henrietta-Sellner-Professur für
                  Humangenetik
2000   Wahl zum Mitglied der *American Association for the*
                  Advancement of Science (Amerikanische Gesellschaft
                  zur Förderung der Wissenschaften)

Relevante Veröffentlichungen zu Morbus Wilson, Kupfer und anderen Spurenelementen

1   Prasad AS, Brewer GJ, Schoomaker EB, Rabbani P: Hypocupremia induced by zinc therapy in adults. JAMA 240:2166–2168, 1978.

2   Brewer GJ: Zinc and copper in hematology. In: Zinc and Copper in Medicine. Karcioglu ZA, Sarper RM (Hrg.). Springfield, Illinois: Charles C. Thomas, 347–375, 1980.

3   Brewer GJ, Hill GM, Prasad AS, Cossack ZT, Rabbani P: Oral zinc therapy for Wilson's disease. Ann Intern Med 99:314–320, 1983.

4   Hill GM, Brewer GJ, Hogikyan ND, Stellini MA: The effect of depot parenteral zinc on copper metabolism in the rat. J Nutr 114:2283–2291, 1984.

5   Brewer GJ: The orphan drug/orphan disease problem: Has it been solved? Pharm Inter 5:297–300, 1984.

6   Brewer GJ, Hill GM, Dick RD, Piko CR, Prasad AS, Cossack ZT: Zinc-copper-lead interactions. In: Nutrition Research, Proceedings of an International Symposium on Health and Interactions of

Essential and Toxic Elements. Abdulla M, Nair BM, Chandra RK (Hrg.). Pergamon Press, S-478–481, 1985.

7   Brewer GJ, Hill GM, Dick RD, Prasad AS, Cossack ZT: Inter-actions of trace elements: Clinical significance. JACN 4:33–38, 1985.

8   Brewer GJ, Hill GM: Zinc as a treatment for Wilson's disease – an orphan among orphans. In: Cooperative Approaches to Research and Development of Orphan Drugs. Van Woert BM, Chung E (Hrg.). New York: Alan R. Liss, Inc., 123–138, 1985.

9   Brewer GJ: Zinc therapy for the treatment of Wilson's disease. Generics 1:54–55, 1985.

10   Aisen AM, Martel W, Gabrielsen TO, Glazer GM, Brewer GJ, Young AB, Hill GM: Wilson's disease of the brain: MR imaging. Radiology 157:137–141, 1985.

11   Hill GM, Brewer GJ, Juni JE, Prasad AS, Dick RD: Treatment of Wilson's disease with zinc: II. Validation of oral 64copper uptake with copper balance. Am J Med Sci 12:344–349, 1986.

12   Brewer GJ: Zinc therapy of Wilson's disease: Two views. Hepatology Elsewhere 6:1047–1048, 1986.

13   Hill GM, Brewer GJ, Prasad AS, Hydrick CR, Hartmann DE: Treatment of Wilson's disease with zinc: I. Oral zinc therapy regimens. Hepatology 7:522–528, 1987.

14   Klein GL, Sedman AB, Heyman MB, Marathe G, Battifora HA, Worral JL, Horst RL, Brewer GJ, Miller NL, Alfrey AL: Hepatic abnormalities associated with aluminum loading in piglets. Journal of Parenteral and Enteral Nutrition 2:293–297, 1987.

15   Brewer GJ, Hill GM, Dick RD, Nostrant TT, Sams JS, Wells JJ, Prasad AS: Treatment of Wilson's disease with zinc: III. Preven-

tion of reaccumulation of hepatic copper. J Lab Clin Med 109:526–531, 1987.

16   Brewer GJ, Hill GM, Prasad AS, Dick RD: Treatment of Wilson's disease with zinc: IV. Efficacy monitoring using urine and plasma copper. PSEBM 7:446–455, 1987.

17   Brewer GJ, Terry CA, Aisen AM, Hill GM: Worsening of neurological syndrome in patients with Wilson's disease with initial penicillamine therapy. Arch Neurol 44:490–494, 1987.

18   Starosta-Rubinstein S, Young AB, Kluin K, Hill GM, Aisen AM, Gabrielsen T, Brewer GJ: Clinical assessment of 31 patients with Wilson's disease. Correlations with structural changes on MRI. Arch Neurol 44:365–370, 1987.

19   Brewer GJ, Yuzbasiyan-Gurkan V, Young AB: Treatment of Wilson's disease. Sem in Neurol 7:209–220, 1987.

20   Brewer GJ, Iyengar V, Yuzbasiyan V: Copper balance in the human, interaction with zinc, and treatment of Wilson's disease. In: Second International Conference on Elements in Health and Disease. Said M, et al. (Hrg.). Karachi: MAS Printers, 575–579, 1987.

21   Prasad AS, Dardenne M, Abdallah J, Brewer GJ, Bach JF, Kaplan J: Serum thymulin and zinc deficiency in humans. J Clin Invest 82:1202–1210, 1988.

22   Yuzbasiyan-Gurkan V, Brewer GJ, Boerwinkle E, Venta PJ: Linkage of the Wilson disease gene to chromosome 13 in North-American pedigrees. Am J Hum Genet 42:825–829, 1988.

23   Brewer GJ, Yuzbasiyan-Gurkan VA, Young AB: The treatment and diagnosis of Wilson's disease. In: Current Opinion in Neurology and Neurosurgery 7:302–306, 1988.

24   Iyengar V, Brewer GJ, Dick RD, Owyang C: Studies of cholecysto-
      kinin-stimulated biliary secretions reveal a high molecular weight
      copper-binding substance in normal subjects that is absent in pa-
      tients with Wilson's disease. J Lab Clin Med 111:267–274, 1988.

25   Menerey KA, Eider W, Brewer GJ, Braunstein EM, Schumacher
      RH, Fox ICH: The arthropathy of Wilson's disease: Clinical and
      Pathologic Features. J Rheum 15:331–337, 1988.

26   Brewer GJ, Yuzbasiyan VA, Iyengar V, Hill GM, Dick RD, Prasad
      AS: Regulation of copper balance and its failure in humans. In: Cur-
      rent Topics in Nutrition and Disease 18:95–104. Prasad AS (Hrg.).
      New York, NY: Alan R. Liss, Inc., 1988.

27   Brewer GJ, Yuzbasiyan-Gurkan V: Wilson's Disease: An update,
      with emphasis on new approaches to treatment. Digestive Diseas-
      es 7:178–193, 1989.

28   Lee HH, Prasad AS, Brewer GJ, Owyang C: Zinc absorption in
      human small intestine: Determination of the sites and mechanism.
      Am J Physiol Soc 256:G87–G91, 1989.

29   Yuzbasiyan-Gurkan V, Brewer GJ, Abrams GD, Main B, Giache-
      rio D: Treatment of Wilson's disease with zinc: V. Changes in se-
      rum levels of lipase, amylase and alkaline phosphatase in Wilson's
      disease patients. J Lab Clin Med 114:520–526, 1989.

30   Brewer GJ, Yuzbasiyan-Gurkan V, Lee D-Y, Appelman H: The
      treatment of Wilson's disease with zinc: VI. Initial treatment stud-
      ies. J Lab Clin Med 114:633–638, 1989.

31   Lee D-Y, Brewer GJ, Wang Y: The treatment of Wilson's disease
      with zinc: VII. Protection of the liver from copper toxicity by zinc
      induced metallothionein in a rat model. J Lab Clin Med 114:639–
      645, 1989.

32   Brewer GJ, Yuzbasiyan-Gurkan V: Letter to the editor: Deterioration of Wilson's disease following the start of penicillamine therapy. Arch Neurol 46:359–361, 1989.

33   Brewer GJ, Yuzbasiyan-Gurkan V, Lee D-Y: Molecular genetics and zinc-copper interactions in human Wilson's disease and canine copper toxicosis. In: Essential and Toxic Trace Elements in Human Health and Disease. Prasad AS (Hrg.). 2nd Meeting of the International Society for Trace Element Research in Humans. Tokyo, Japan, August 28–September 1, 1989.

34   Brewer GJ, Yuzbasiyan-Gurkan V: Use of zinc-copper metabolic interactions in the treatment of Wilson's disease. JACN 9:487–491, 1990.

35   Young AB, Brewer GJ: Wilson's disease. In: Current Therapy in Neurologic Disease – 3. Johnson RT (Hrg.). Philadelphia: B.C. Decker, Inc., 1990.

36   Brewer GJ, Yuzbasiyan-Gurkan V, Lee Doh-Yeel: Human and canine inherited copper toxicosis: Copper balance regulation and molecular genetics of its impairment. In: Trace Elements in Clinical Medicine. Hiroshi Tomita (Hrg.). Tokyo: Springer-Verlag, Inc., 283–287, 1990.

37   Brewer GJ, Yuzbasiyan-Gurkan V, Dick R: Zinc therapy of Wilson's disease: VIII. Dose response studies. Trace Elem in Exp Med 3:227–234, 1990.

38   Lee HH, Hill GM, Sikha VKN, Brewer GJ, Prasad AS, Owyang C: Pancreaticobiliary secretion of zinc in normals and patients with Wilson's disease. J Lab Clin Med 116:283–288, 1990.

39   Brewer GJ, Yuzbasiyan-Gurkan V: Letter to the editor: Copper diseases. Neurology 40(4):725, 1990.

40 Brewer GJ, Lee DY, Yuzbasiyan-Gurkan V: Future therapeutic perspectives involving trace elements. In: Essential Trace Elements in Gastroenterology and Clinical Medicine. Sturniolo GC, McClain CJ, Abdulla M (Hrg.). London: Smith-Gordon, 153–156, 1991.

41 Yuzbasiyan-Gurkan V, Johnson V, Brewer GJ: Diagnosis and characterization of presymptomatic patients with Wilson's disease and the use of molecular genetics to aid in the diagnosis. J Lab Clin Med 118:458–465, 1991.

42 Brewer GJ, Yuzbasiyan-Gurkan V, Johnson V: The treatment of Wilson's disease with zinc: IX. Response of serum lipids. J Lab Clin Med 118:466–470, 1991.

43 Kollros PR, Dick RD, Brewer GJ: Correction of cerebrospinal fluid copper in Menkes kinky hair disease. Pediatr Neurol 7:305–307, 1991.

44 Brewer GJ, Dick RD, Yuzbasiyan-Gurkan V, Tankanow R, Young AB, Kluin KJ: Initial therapy of Wilson's disease patients with tetrathiomolybdate. Arch Neuro 48:42–47, 1991.

45 Brewer GJ, Yuzbasiyan-Gurkan V: Trace elements and disease of the liver. In: Essential Trace Elements in Gastroenterology and Clinical Medicine. Sturniolo GC, McClain CJ, Abdulla M (Hrg.). London: Smith-Gordon, 79–88, 1991.

46 Akil M, Schwartz JA, Dutchak D, Yuzbasiyan-Gurkan V, Brewer GJ: The psychiatric presentations of Wilson's disease. J Neuro Psych and Clin Neurosciences 3:377, 1991.

47 Brewer GJ, Yuzbasiyan-Gurkan V: Wilson's disease. In: Textbook of Clinical Neuropharmocology and Therapeutics. Klawans HH, Goetz CG, Tanner CM (Hrg.). New York: Raven Press, 191–205, [2]1992.

48   Brewer GJ, Schall W, Dick R, Yuzbasiyan-Gurkan V, Thomas M, Padgett G: The use of 64copper measurements to diagnose canine copper toxicosis. J Vet Int Med 6:41–43,1992.

49   Brewer GJ, Dick RD, Schall W, Yuzbasiyan-Gurkan V, Mullaney TP, Pace C, Lindgren J, Thomas M, Padgett G: Use of zinc acetate to treat copper toxicosis in dogs. JAVMA 201:564–568, 1992.

50   Brewer GJ, Yuzbasiyan-Gurkan V: Wilson's disease. Medicine 71:139–164, 1992.

51   Yuzbasiyan-Gurkan V, Grider A, Nostrant T, Cousins RJ, Brewer GJ: The treatment of Wilson's disease with zinc: X. Intestinal metallothionein induction. J Lab Clin Med 120:380–386, 1992.

52   Brewer GJ: Letter to the editor: Thiomolybdates in the treatment of Wilson's disease. Arch Neurol 9:132–133, 1992.

53   Yuzbasiyan-Gurkan V, Wagnitz S, Blanton S, Brewer GJ: Linkage studies of the ESD and Rb gene to canine CT. A model for Wilson's disease. Genomics 15:86–89, 1993.

54   Brewer GJ, Yuzbasiyan-Gurkan V, Lee Doh-Yeel: Regulation of copper balance and its impairment in man and dog. In: Essential and Toxic Trace Elements in Human Health and Disease: An Update. Prasad A (Hrg.). New York: Allan R. Liss, PCBR 380:129–145, 1993.

55   Brewer GJ, Yuzbasiyan-Gurkan V, Johnson V, Dick RD, Wang Y: Treatment of Wilson's disease with zinc: XI. Interaction with other anticopper agents. JACN 12:26–30, 1993.

56   Brewer GJ, Yuzbasiyan-Gurkan V, Johnson V, Dick RD, Wang Y: Treatment of Wilson's disease with zinc: XII. Dose regimen requirements. Am J Med Sci 305:199–202, 1993.

57   Brewer GJ: Zinc in the treatment of Wilson's disease. Nutrition and the MD 19(12), December 1993.

58   Lee DY, Prasad AS, Brewer GJ: Neonatal zinc deficiency in pups nursing on lethal milk dams. JTEEM 6:45–52, 1993.

59   Brewer GJ, Yuzbasiyan-Gurkan V, Dick R, Wang Y, Johnson V: Does a vegetarian diet control Wilson's disease? JACN 12(5):527–530, 1993.

60   Brewer GJ, Yuzbasiyan-Gurkan V: Response to Friedman and Yarze: »Treatment of Wilson's disease with zinc: X. Intestinal metallothionein induction.« Gastroenterology 104:1568, 1993.

61   Selwa LM, Vanderzant CW, Brunberg JA, Brewer GJ, Drury I, Beydoun A: Correlation of evoked potential and MRI findings in Wilson's disease. Neurology 43:2059–2064, 1993.

62   Brewer GJ, Dick RD, Yuzbasiyan-Gurkan V, Johnson V, Wang Y: Treatment of Wilson's disease with zinc: XIII. Therapy with zinc in presymptomatic patients from the time of diagnosis. J Lab Clin Med 123:849–858, 1994.

63   Brewer GJ, Dick RD, Johnson V, Wang, Yuzbasiyan-Gurkan V, Kluin K, Fink JK, Aisen A: Treatment of Wilson's disease with tetrathiomolybdate: I. Initial therapy in 17 neurologically affected patients. Archives of Neurology 51:545–554, 1994.

64   Brewer GJ, Turkay A, Yuzbasiyan-Gurkan V: Development of neurological symptoms in an asymptomatic Wilson's disease patient treated with penicillamine. Archives of Neurology 51:304–305, 1994.

65   Brewer GJ: Wilson's disease. In: Current Diagnosis in Neurology. Gay SM, Gerry L (Hrg.). St. Louis: Mosby-Year Book, Inc., 217–221, 1994.

66   LeWitt PA, Brewer GJ: Wilson's disease (progressive hepatolen-ticular degeneration). In: Neurodegenerative Diseases. Calne DB (Hrg.). Philadelphia: WB Saunders Company, 667–683, 1994.

67   Brewer GJ: Interactions of zinc and molybdenum with copper in the therapy of Wilson's disease. Supplement to Nutrition: The International Journal 11(1):114–116, 1995.

68   Brewer GJ: Response to Scheinberg and Sternlieb. Arch Neurol 52:340, 1995.

69   Henderson LM, Brewer GJ, Dressman JB, Swidan SZ, DuRoss DJ, Adair CH, Barnett JL, Berardi RR: Effect of intragastric pH on the absorption of oral zinc acetate and zinc oxide in young healthy volunteers. Journal of Parenteral and Enteral Nutrition 19:393–397, 1995.

70   Brewer GJ: Practical recommendations and new therapies for Wilson's disease. Drugs 50 (2):240–249, 1995.

71   Akil M, Brewer GJ: Psychiatric and behavioral abnormalities in Wilson's disease. In: Advances in Neurology 65: Behavioral Neurology of Movement Disorders. Weiner WJ, Lang AE (Hrg.). New York: Raven Press, 171–178, 1995.

72   Brewer GJ: (Third 1995 Edition for Windows), Childhood biochemical disorders: Wilson's disease. [Computer program]. Arbor Neurobase, Available Distributer: Arbor Publishing Corp., 4660 La Jolla Village Drive, Suite 460, San Diego, CA 92122.

73   Henderson LM, Brewer GJ, Dressman JB, DuRoss DJ, Swidan SZ, Adair CH, Barnett JL, Berardi RR: Use of zinc tolerance test and 24-hour urinary zinc content to assess oral zinc absorption. J Am Coll Nut 15(1):79–83, 1996.

74 Brewer GJ: Wilson's disease. In: Prevention's Healing with Vitamins. Feinstein A (Hrg.). Emmaus: Rodale Press, Inc., 553–556, 1996.

75 Esmaeli B, Burnstine M, Martyonyi C, Sugar A, Johnson V, Brewer G: Regression of Kayser-Fleischer rings during oral zinc therapy: Correlation with systemic manifestations of Wilson's disease. Cornea 15(6):582–588, 1996.

76 Brewer GJ, Johnson V, Dick RD, Kluin KJ, Fink JK, Brunberg JA: Treatment of Wilson's disease with ammonium tetrathiomolybdate: II. Initial therapy in 33 neurologically affected patients and follow-up on zinc therapy. Arch Neur 53:1017–1025, 1996.

77 Loeffler DA, LeWitt PA, Juneau PL, Sima AAF, Nguyen H-U, DeMaggio AJ, Brickman CM, Brewer GJ, Dick RD, Kanaley L: Increased regional brain concentrations of ceruloplasmin in neurodegenerative disorders. Brain Res 738: 265–274, 1996.

78 Yuzbasiyan-Gurkan V, Blanton SH, Cao Y, Ferguson P, Li J, Venta PJ, Brewer GJ: Linkage of a microsatellite marker to the canine copper toxicosis gene in the Bedlington terrier. Am J Vet Res 58:23–27, 1997.

79 Brewer GJ: Treatment of Wilson's disease and metal metabolic interactions. In: Mineral and Metal Neurotoxicology. Yasui M, Strong M, Ota K, Verity M (Hrg.). Boca Raton: CRC Press, 413–420, 1997.

80 Brewer GJ, Johnson V, Kaplan J: Treatment of Wilson's disease with zinc: XIV. Studies of the effect of zinc on lymphocyte function. J Lab Clin Med 129:649–652, 1997.

81 Aisen AM, Ellinger D, Francis IR, Brewer GJ, Yuzbasiyan-Gurkan V, Johnson V, Korobkin M: Utility of MRI and CT in the eval-

uation of the abdomen in patients with Wilson's disease. Investigative Radiology (in press).

82   Brewer GJ: The treatment of Wilson's disease. In: Copper Transport and Its Disorders: Molecular and Cellular Aspects. Advances in Experimental Medicine and Biology, v. 448. Leone A, Mercer JFB (Hrg.). New York: Kluwer Academic/Plenum Publishers, 115–126, 1999.

83   Brewer GJ: Book Review: Zinc and diseases of the digestive tract. Kruse-Jarres JD, Scholmeric J (Hrg.). Gastroenterology 115(5): 1303–1304, 1998.

84   Brewer GJ: Treatment of Wilson's disease and metal metabolic interactions. In: Mineral and Metal Neurotoxicology. Yasui M, Strong M, Ota K, Verity M (Hrg.). Boca Raton: CRC Press, 413–420, 1997.

85   Brewer GJ, Dick RD, Johnson VD, Brunberg JA, Kluin KJ, Fink JK: The treatment of Wilson's disease with zinc: XV. Longterm follow-up studies. J Lab Clin Med 132:264–278, 1998.

86   Brewer GJ: Hepatolenticular degeneration (Wilson's disease). In: Current Diagnosis. Conn R, Borer W, Snyder J (Hrg.). Philadelphia: W.B. Saunders, 727–729, 1997.

87   Rodman R, Burnstine M, Esmaeli B, Sugar A, Martonyi C, Johnson V, Brewer G: Wilson's disease: presymptomatic patients and Kayser-Fleisher rings. Opthal Genetics 18:79–85, 1997.

88   Brewer GJ: Wilson disease and canine copper toxicosis. Am J Clin Nutr 67(suppl):1087S–1090S, 1998.

89   Brewer GJ: Zinc therapy induction of intestinal metallothionein in Wilson's disease [editorial; comment]. Am J Gastroenterol 94:301–302, 1999.

90 Fink JK, Hedera P, Brewer GJ: Hepatolenticular degeneration (Wilson's disease). Neurologist 5:171–185, 1999.

91 Brewer GJ: Penicillamine should not be used as initial therapy in Wilson's disease [editorial]. Movement Disorders 14(4):551–554, 1999.

92 Brewer GJ: Letter to the editor: Treatment of Wilson's disease with zinc. J Lab Clin Med 134:322–324, 1999.

93 Brewer GJ: Recognition, diagnosis and management of Wilson's disease. Proc Soc Ex Biol Med 223(1):39–49, 2000.

94 Brewer GJ, Fink JK, Hedera P: Diagnosis and treatment of Wilson's disease. In: Fink JK (Hrg.). Seminars in Neurology 19(3):261–270, 1999.

95 Brewer GJ: The treatment of Wilson's disease with zinc and tetrathiomolybdate. ISTERH Proceedings (Invited paper), 1999.

96 Brewer GJ, Dick RD, Johnson VD, Fink JK, Kluin KJ, Daniels S: Treatment of Wilson's disease with zinc: XVI. Treatment during the pediatric years. J Lab Clin Med 137(3):191–198, 2001.

97 Brewer GJ: Editorial: Is heterozygosity for a Wilson's disease gene defect an important underlying cause of infantile and childhood copper toxicosis syndromes? JTEEM 13:249–254, 2000.

98 Dagenais SL, Guevara-Fujita M, Loechel R, Burgess AC, Miller DE, Yuzbaysian-Gurkan V, Brewer GJ, Glover TW: The canine copper toxicosis locus is not syntenic with ATP7B or ATX1 and maps to a region showing homology to human 2p21. Mammalian Genome 10:753–756, 1999.

99 Brewer GJ: Raulin Award Lecture: Wilson's disease therapy with zinc and tetrathiomolybdate. J Trace Elements in Exp Med 13:51–61, 2000.

100   Brewer GJ, Johnson VD, Dick RD, Fink KJ, Kluin KJ, Hedera P: Treatment of Wilson's disease with zinc: XVII. Treatment during pregnancy. Hepatology 31:364–370, 2000.

101   Brewer GJ: Wilson's disease. Current Treatment Options in Neurology 2(3):193–203, 2000.

102   Brewer GJ: Wilson's disease: A clinician's guide to recognition, diagnosis, and management. Boston: Kluwer Academic Publishers, 2001.

103   Olivarez L, Caggana M, Pass KA, Ferguson P, Brewer GJ: Estimate of the frequency of Wilson's disease in the U.S. Caucasian population: A mutation analysis approach. Annals of Human Genetics 64:459–463, 2001.

104   Brewer GJ: Copper control as an antiangiogenic anticancer therapy: lessons from treating Wilson's disease. Exp Biol Med 226:665–673, 2001.

105   Brewer GJ: Zinc acetate for the treatment of Wilson's disease. Expert Opin. Pharmacother 2(9):1473–1477, 2001.

106   Brewer GJ: Postscript letters. Diagnosis of Wilson's disease: an experience over three decades. Gut 50:136, 2002.

107   Hedera P, Brewer GJ, Fink J: White matter changes in Wilson disease. Arch Neurol 59:866–867, 2002.

108   Brewer GJ: Editorial: Autonomic dysfunction in Wilson's disease. Clin Auton Res 12(3):139–40, 2002.

109   Liu M, Cohen EJ, Brewer GJ, Laibson PR: Kayser-Fleischer ring as the presenting sign of Wilson disease. Am J Ophthalmol 133(6):832–834, 2002.

110   Brewer GJ: Control of copper in Wilson's disease and diseases of neovascularization, such as cancer. In: Handbook of Copper Pharmacology and Toxicology. Massaro EJ (Hrg.). Totowa, NJ: Humana Press, Inc., 443–460, 2002.

111   Brewer GJ: Copper In Medicine. Curr Opin Chem Biol 7:207–212, 2003.

112   Brewer GJ, Hedera P, Kluin KJ, Carlson MD, Askari F, Dick RB, Sitterly JA, Fink JK: Treatment of Wilson's Disease with Tetrathiomolybdate: III. Initial Therapy in a Total of 55 Neurologically Affected Patients and Follow-Up with Zinc Therapy. Arch Neurol 60:378–385, 2003.

113   Brewer GJ: Wilson's Disease. In: The NORD Guide to Rare Disorders. Gruson E (Hrg.). Philadelphia: Lippincott Williams & Wilkins, 506, 2003.

114   Brewer GJ: Tetrathiomolybdate Anticopper Therapy for Wilson's Disease inhibits angiogenesis, fibrosis, and inflammation. J Cell Mol Med 7(1):11–20, 2003.

115   Askari FK, Greenson J, Dick RD, Johnson VD, Brewer GJ: Treatment of Wilson's disease with Zinc: XVIII. Initial treatment of the hepatic decompensation presentation with trientine and zinc. J Lab Clin Med 142(6): 385–390, 2003.

116   Carlson MD, Al-Mateen M, Brewer GJ: Atipical Childhood Presentation of Wilson's Disease. Ped Neurol 30(1):57–60, 2004.

117   Brewer GJ: Wilson's Disease. In: Harrison's Principles of Internal Medicine. Kasper DL, Braunward E, Fauci AS, Hauser SL, Longo DL, Jameson JL (Hrg.). New York: McGraw-Hill Companies, Inc., 2004.

118   Brewer GJ, Askari FK, Lorincz MT, Carlson MD, Hedera P, Moretti P, Fink J: Diagnosis and treatment of Wilson's disease

with an update of anticopper treatment for other diseases. Biomed Res Trace Elem 15(3):211–221, 2004.

119   Brewer GJ: Behavioral Abnormalities In Wilson's Disease. In: Behavioral Neurology of Movement Disorders, Weiner WJ, Lang AE, Anderson KE (Hrg.). Philadelphia: Lippincott Williams & Wilkins, 262–274, [2]2005.

120   Brewer GJ: Neurologically Presenting Wilson's Disease: Epidemiology, Pathophysiology, and Treatment. CNS Drugs, 19(3):185–192, 2005.

121   Brewer GJ, Askari FK: Wilson's disease: clinical management and therapy. J Hepatol 42(S1):S13–21, 2005.

122   Brewer GJ: Anticopper Therapy with Tetrathiomolybdate for Wilson's Disease, Cancer, and Diseases of Inflammation and Fibrosis. In: Medicinal Inorganic Chemistry. McMurry T, Lippard S, Doctrow S, Sessler J (Hrg.). American Chemical Society, 2005.

123   Brewer GJ: Wilson's Disease In Movement Disorder Emergenies. Frucht S (Hrg.). Totowa, NJ: Humana Press, Inc., 2005.

124   Lewitt PA, Brewer GJ: Neurolgical aspects of Wilson's disease. In: Neurodegenerative Diseases: Neurobiology Pathogeneiss and Therapeutics. Beal MF, Lang AE, Ludolph A (Hrg.). Cambridge UK: Cambridge University Press, 870–908, 2005.

Kapitel 1

Einleitung

Dieses Buch ist eigentlich für zwei Gruppen von Menschen. Zur ersten Gruppe gehören Patienten, bei denen Morbus Wilson diagnostiziert ist, sowie deren Angehörige. Für diese Gruppe ist das gesamte Buch relevant. Zur zweiten Gruppe gehören Menschen, denen gesagt wurde, sie hätten irgendeine Störung des Kupferstoffwechsels und eventuell Morbus Wilson. Für diese Gruppe sind die ersten vier Kapitel von Interesse. Wird bei einer Person dieser Gruppe Morbus Wilson diagnostiziert, wird auch der Rest des Buches für sie interessant.

Eine wichtige Frage, die ich gleich zu Beginn beantworten möchte, ist »Warum habe ich dieses Buch für Patienten und ihre Angehörigen geschrieben?«. Indem ich diese Frage beantworte, hoffe ich, den oben genannten Gruppen zu zeigen, wie und warum sie dieses Buch als nützlich empfinden mögen. Die Antwort lautet ungefähr so: Seit ca. 25 Jahren beschäftige ich mich mit der Diagnose und Behandlung von Morbus Wilson. Während dieser Zeit habe ich zwei neue medikamentöse Behandlungsmethoden für diese Krankheit entwickelt, die beide immer beliebter werden. Dies führte eine große Zahl von Patienten zu unseren Therapiestudien an die Universität von Michigan. Außerdem wurde ich mehr und mehr als internationaler Experte für Morbus Wilson und **Kupfer** bekannt. Als Folge dieses Rufs und unserer zahlreichen Veröffentlichungen zur Krankheit beantworte ich jede Woche dutzende von Telefongesprächen und Emails und antworte auf Fragen von Patienten, Familienmitgliedern und Ärzten. Offensichtlich gibt es einen großen Informationsbedarf zu Morbus Wilson und Kupfer.

Als eine Teilantwort auf diesen Informationsbedarf zu Morbus Wilson und Kupfer habe ich soeben eine Monographie über Morbus Wilson für Ärzte abgeschlossen und hoffe, dass diese Monographie mit ihren praktischen Informationen über Erkennung, Diagnose und Behandlung die Fragen beantworten wird, die die meisten Ärzte zu Morbus Wilson haben (Der Titel des Buches lautet *Wilson's Disease: A Clinician's Guide to Recognition, Diagnosis, and Management* und kann bei Kluwer Academic Publishers B.V., Van Godewijckstraat 30, P.O. Box 322, 3300 AH Dordrecht, Niederlande, bestellt werden). Die Fragen der Ärzte sind jedoch nur die Spitze des Eisberges. Mir fällt auf, dass 90% der Anfragen, die ich bekomme, nicht von Ärzten, sondern von Patienten, deren besorgten Familienmitgliedern oder Freunden sind. Es ist nicht das Ziel der Monographie für Ärzte, alle Arten von Fragen zu beantworten, die Laien zu Morbus Wilson und Kupfer haben. Darüber hinaus ist sie für Ärzte geschrieben, oft in einer Art Fachjargon, von dem nicht alles für den gewöhnlichen Laien verständlich ist. Dieses Buch hier ist also eine zweite Antwort auf alle diese Fragen. Es versucht, die Fragen von Patienten und ihren Angehörigen – Laien – zu Morbus Wilson und Kupfer zu beantworten. Um Ihnen mit einigen der Fachtermini zu helfen, die ich gezwungenermaßen hier und da verwenden muss, befindet sich am Ende des Buches ein Glossar. Wird ein Wort oder ein Ausdruck zum ersten Mal im Text benutzt, so ist es fett gedruckt. Wir werden den Fettdruck für das Wort oder den Ausdruck wiederholen, wenn es in einem anderen Kapitel erneut erscheint.

Zu Kupfer erhalte ich viele Fragen, die nicht mit Morbus Wilson im Zusammenhang stehen. Häufig wurde Menschen gesagt, dass etwas mit ihrem Kupferstoffwechsel »nicht normal« sei. Sie wollen wissen, was das heißt, und oft verbringe ich erhebliche Zeit damit, ihnen zu versichern, dass dies normalerweise nichts Gefährliches bedeutet. Daher wird ein Kapitel dieses Buches (Kapitel 3) oft auftauchenden Fragen zu Kupfer gewidmet sein, die nicht unbedingt mit Morbus Wilson zu tun haben.

Es gibt noch eine andere Frage, die ich gleich zu Beginn beantworten möchte. Der Laie könnte fragen »Warum muss ich mich selber über eine mögliche Morbus-Wilson-Diagnose informieren? Warum kann ich nicht einfach zu meinem Arzt gehen, ihm meine Beschwerden oder Probleme beschreiben und von ihm die Lösung des Problems erwarten, inklusive der Frage, ob ich Morbus Wilson habe oder nicht? Ist das nicht die Aufgabe des Arztes und nicht meine?« Die Antwort ist, offen gesagt, dass die meisten Ärzte Morbus Wilson nicht richtig diagnostizieren und behandeln können. Wenn die Diagnose relativ früh gestellt werden soll (und eine frühe Diagnose ist wichtig), muss der informierte Patient, seine Familie oder Freunde vielleicht eine wichtige Rolle in diesem Prozess spielen. Ein großer Teil des Problems ist, dass Morbus Wilson eine relativ seltene Krankheit ist, und die meisten Ärzte, die von der Erkrankung gehört haben, nie wirklich einen Fall erlebt haben. Wahrscheinlich haben sie seit Jahren nichts zum Thema Morbus Wilson gelesen und erinnern sich nur an rudimentäre Fakten, z. B. dass die Krankheit durch Kupfer hervorgerufen und mit **Penicillamin** behandelt wird. Dieses Informationsniveau ist völlig unzulänglich, um zu wissen, wann Morbus Wilson in Betracht zu ziehen ist, wie die Frühdiagnostik vorzunehmen und wie schließlich eine definitive Diagnose zu stellen ist, ob ein Patient die Krankheit hat oder nicht. Die meisten Patienten können sich, offen gesagt, nicht darauf verlassen, dass ihr Arzt die Diagnose frühzeitig macht; dies beruht schlicht und einfach auf den fehlenden Erfahrungen der Mediziner mit dieser Erkrankung. Zunehmend halten Patienten es für nötig, sich selber über seltene Krankheiten wie diese zu bilden und ihre Ärzte in diesem Prozess zu informieren. Unsere Akten sind voll von Geschichten von Patienten, die nicht schnell genug diagnostiziert wurden. Dies ist bedauerlich, da die Krankheit immer weiter fortschreitet und zunehmenden, häufig dauerhaften Schaden in der Leber und oft im Gehirn verursacht. Je früher die Diagnose gestellt wird, desto früher kann eine effektive Behandlung begonnen werden und umso wahrscheinlicher ist es, dass ein ernster, dauerhafter Schaden verhindert werden kann. Dieser dauerhafte Schaden kann ernstlich behindernd sein, so dass es im Interesse des Patienten ist, bei einer frühen Diagnose mitzuhelfen.

Und es muss hinzugefügt werden, dass der Informationsmangel bei den Medizinern bezüglich Morbus Wilson sich über Therapie, Umgang und auch die Diagnose erstreckt. Da die meisten Ärzte nie einen Fall behandelt haben, werden sie in überholten Lehrbüchern lesen, dass die zu verwendende Medizin Penicillamin ist. Sie werden in der Roten Liste lesen, welche Dosis zu verschreiben ist und werden dem Patienten einfach Penicillamin in dieser Dosierung verordnen. Es gibt viele wichtige Gründe, warum Penicillamin bei den meisten Patienten mit Morbus Wilson *nicht* verwendet werden sollte. In diesem Buch werden Sie erfahren, welche diese Gründe sind und können dadurch Ihrem Arzt bei der richtigen Behandlung Ihrer Krankheit helfen.

Im Rest dieses Kapitels werden wir kurz den Aufbau des Buches erklären. Kapitel 2 wird einen Überblick über Morbus Wilson geben. Dieses Kapitel wird die typischen Symptome und die Zeitpunkte ihres Auftretens beschreiben. Dies ermöglicht der Person, die vermutet, sie habe Morbus Wilson, einen kurzen Einblick zu erhalten, wie ihre spezifischen Beschwerden in das eigentliche Bild der Krankheit passen. Das Vorhandensein von Symptomen oder das Nicht-Vorhandensein von Symptomen oder Laborabweichungen schließt die Diagnose jedoch weder ein noch aus. Dies geschieht später. Es erlaubt einem Patienten festzustellen, ob sein spezifischer Fall verdächtig für Morbus Wilson ist oder nicht. Besteht der Verdacht, dass es sich um Morbus Wilson handelt, sollten Kapitel 5 und 6 konsultiert werden, um zu erfahren, wie die richtige Diagnose erzielt werden kann. Kapitel 2 wird auch Erklärungen darüber geben, wie und warum es zur Erkrankung kommt, sowie das Muster der **Vererbung** aufzeigen. Dieses Kapitel vermittelt Grundlegendes, so dass Sie, während Sie den Rest des Buches lesen, wichtige Bereiche verstehen werden können, wie z. B. die Diagnosestellung oder Behandlung, die in späteren Kapiteln folgen werden.

Kapitel 3 beschäftigt sich mit Kupfer im Allgemeinen. Dies beinhaltet, wo es in unserer Nahrung herkommt, wie viel wir aufnehmen, wie viel wir brauchen und wie der Kupfergehalt in verschiedenen Körperteilen gemessen wird. Ich werde dann Abweichungen des Kupferstoffwechsels sowie verschiedene Tests diskutieren, die Ärzte oder anderes Pflegepersonal durchführen und deren Ergebnisse bei gewissen Personen als auffällig angesehen werden. Dann werde ich Ihnen zeigen, was solche von der Norm abweichende Ergebnisse bedeuten. Im Allgemeinen, mit seltenen Ausnahmen, hat ein Patient keine Störung des Kupferstoffwechsels, wenn er nicht die Kupferstoffwechselstörung Morbus Wilson hat. Dieses Kapitel kann sehr beruhigend für diejenigen sein, denen gesagt wurde, dass sie abweichende Kupferwerte aufweisen.

Ab dieser Stelle des Buches werde ich zu detaillierteren Betrachtungen von Morbus Wilson übergehen. Kapitel 4 wird von dem so genannten Verdachtsstadium handeln: Wenn Sie, Ihre Familie oder Ihr Arzt vermuten, dass Sie Morbus Wilson haben – wie passen dann Ihre Symptome oder abweichende Laborergebnisse in das Profil des Morbus Wilson? In diesem Kapitel werden zunächst spezifische Symptome und Befunde diskutiert, die mit der **Lebererkrankung** (hepatischen Manifestationsform) von Morbus Wilson assoziiert werden, dann diejenigen, die mit der **Gehirnerkrankung** (zerebralen Manifestationsform) assoziiert werden. Das Gebiet der Gehirnerkrankung umfasst neurologische Symptome,

d. h. sowohl Symptome, die sich auf die Fähigkeit beziehen, Bewegungen zu kontrollieren, als auch Verhaltensauffälligkeiten, wie Veränderungen im Bereich der Stimmung, der emotionalen Kontrolle, des Gedächtnisses o. ä. Ich werde in Kapitel 4 Listen von Symptomen oder Labor-Abweichungen zur Verfügung stellen, die – falls vorhanden – zu einer genauen Frühdiagnostik von Morbus Wilson führen sollten. Kapitel 5 wird die Vor- und Nachteile von Screening-Tests für Morbus Wilson behandeln, um Ihnen eine Bewertungsmöglichkeit dieser Tests und ihrer Befunde zu geben.

Kapitel 6 wird die in Kapitel 5 begonnene Analyse fortsetzen und zu einer definitiven (endgültigen) Diagnose führen. Wenn die Screening-Tests aus Kapitel 5 positiv ausfallen, ist es wichtig, dass eine definitive Diagnose gestellt wird; wie das gemacht wird, ist in Kapitel 6 zusammengefasst. Das heißt, haben Sie wirklich Morbus Wilson oder haben Sie mit Sicherheit nicht Morbus Wilson? Dies ist eine extrem wichtige zu beantwortende Frage. Morbus Wilson ist eine gut zu behandelnde Krankheit. Ein weiteres Fortschreiten der Erkrankung kann gestoppt und erhebliche Besserung erlangt werden, wenn die Behandlung so früh wie möglich einsetzt. Da es sich um eine lebenslange Therapie handelt, ist es genauso wichtig für diejenigen, die *nicht* Morbus Wilson haben, *nicht* diese Behandlungen zu bekommen, die das Kupferniveau herabsetzen und dann bei Menschen ohne Morbus Wilson medizinische Probleme aufgrund von Kupfermangel verursachen. Also ist die endgültige Diagnose von entscheidender Bedeutung. Bei den Medizinern gibt es darüber viel Fehlinformation; wir werden Sie über die Fakten informieren.

Ab Kapitel 7 werden wir davon ausgehen, dass Morbus Wilson diagnostiziert wurde. Kapitel 7 wird einen Überblick über die vier **entkupfernden Medikamente** geben, die zur Verfügung stehen. Der Einsatz von entkupfernden Medikamenten ist die zentrale Behandlungskomponente für Morbus Wilson. Kapitel 8 wird die Behandlung während der ersten Monate erläutern. Die moderne Behandlungsmethode von Morbus Wilson geht darüber hinaus, einfach nur von Anfang an ein Medikament wie Penicillamin zu geben und es für den Rest des Patientenlebens beizubehalten, obwohl dies der Wissensstand der meisten Ärzte ist. Heute passen wir die **Initialbehandlung** auf die Manifestationsart des Patienten an. Ist die Erkrankung auf die Leber beschränkt, ist die eine Art der Behandlung in der Anfangsphase am besten, während eine andere Art von Behandlung in der Anfangsphase einer das Gehirn einschließenden Krankheit am besten ist.

Kapitel 9 wird die lebenslange **Erhaltungstherapie** erläutern. Patienten müssen für den Rest ihres Lebens entkupfernde Medikamente nehmen, um zu verhindern, dass das Kupfer zurückkehrt und zusätzlicher Schaden eintritt. Diese Art der Behandlung wird Erhaltungstherapie genannt und wird an dieser Stelle detailliert diskutiert.

Kapitel 10 wird ein Bild der langfristigen Risiken und Aussichten für Patienten geben. Es wird Fragen der Patienten nach den Erwartungen bezüglich des Gesundheitszustandes ihrer Leber und ihres Gehirns für den Rest ihres Lebens beantworten. Obgleich im Großen und Ganzen die Aussicht für eine umfassende Genesung nach dem Beginn der Entkupferungstherapie sehr gut ist, wird dieses Kapitel auch die Risiken diskutieren, die langfristig bei Morbus Wilson bestehen.

Kapitel 11 wird eine Reihe von Fragen behandeln, die uns über Morbus Wilson gestellt wurden, sowie für Patienten und deren Angehörige zugängliche Informationsquellen nennen. Es gibt Laienorganisationen zur Unterstützung von Patienten; landesweit entstehen fachspezifische Behandlungszentren, an die sich Patienten bei speziellen Fragen und zur langfristigen Behandlung wenden können.

Kapitel 12 wird abschließend die aus meiner Sicht zukünftigen Bedürfnisse bei der Verbesserung der Erkennung, Diagnose und Behandlung von Morbus Wilson ansprechen. Dieses Kapitel dient dazu, den Patienten und ihren Familien verständlich zu machen, dass die Geschichte noch nicht ganz zu Ende ist. Wir können mehr für Wilson-Patienten tun; vor diesem Hintergrund skizziere ich einige Wege für anzustrebende Verbesserungen.

Kapitel 2

Morbus Wilson für den Laien erklärt

Morbus Wilson ist eine Erbkrankheit mit Kupferansammlung und Kupfervergiftung. Sie ist nach dem amerikanischen Neurologen Alexander Kinnear Wilson benannt, der zum ersten Mal die Krankheit beschrieb, während er Anfang des 19. Jahrhunderts in England arbeitete. Was Wilson besonders beeindruckte, war der Schaden sowohl im Gehirn als auch in der Leber ein und desselben Patienten, eine Erscheinung, die außer beim Morbus Wilson nicht sehr verbreitet ist. Mit der Zeit erarbeiteten andere Wissenschaftler mehr Informationen über die Erkrankung: u. a. identifizierten sie überschüssiges Kupfer und Vergiftungen durch dieses überschüssige Kupfer als Grund der Krankheitserscheinungen. Später entdeckten wieder andere Wissenschaftler, dass die Erkrankung erfolgreich mit Medikamenten behandelt werden kann, die helfen, das überschüssige Kupfer loszuwerden (wir nennen diese **entkupfernde Medikamente**).

Die Vererbung von Morbus Wilson

Morbus Wilson ist, technisch-genetisch ausgedrückt, eine **autosomal rezessive** Erkrankung. Autosomal heißt einfach, dass das verursachende **Gen** auf einem der 22 Paare von **Chromosomen** angelegt ist, die **Autosome** genannt werden (genauer gesagt, auf

Nummer 13) und nicht auf einem der **Geschlechtschromosome** (X oder Y genannt). Rezessiv heißt, dass nicht eine, sondern zwei Kopien des kranken Gens nötig sind, um die Krankheit hervorzurufen. Eine Person erbt von jedem Paar Chromosomen jeweils den einen Teil von einem Elternteil und den anderen Teil vom anderen Elternteil. Somit bekommt eine Person ein Gen von jedem Genpaar eines Elternteils.

Nehmen wir die obigen Informationen und drücken sie in einfachen, alltäglichen Worten aus. Die Chromosomen treten in Paaren auf, so dass es zwei Chromosome mit der Zahl 13 gibt. Dies bedeutet, dass die Gene auch in Paaren auftreten. Das Gen, in dem **Mutationen** auftreten, die Morbus Wilson verursachen, wird ATP7B genannt; also haben wir alle zwei ATP7B-Gene. Wenn eine Morbus Wilson produzierende Mutation nur auf einem der beiden ATP7B-Gene vorliegt, wird diese Person ein **Träger** genannt. Ein Träger hat keine Beschwerden durch Morbus Wilson, kann aber das mutierte Gen an Kinder weitergeben (mehr dazu später). Das andere, normale ATP7B-Gen des Trägers ist alleine ausreichend, um überschüssiges Kupfer loszuwerden und vor Kupferansammlung in giftigen Mengen zu schützen. Daher wird die Krankheit rezessiv genannt. Die Wirkung der Mutation des einen Gens wird überwunden oder beherrscht von der Wirkung des einen normalen Gens. (Wenn ein ATP7B-Gen Morbus Wilson verursachen könnte, würde die Krankheit als **dominant** bezeichnet werden). Liegen Morbus Wilson verursachende Mutationen auf beiden Exemplaren des ATP7B-Gens vor, tritt die Erkrankung auf. Diese Menschen sind **betroffen**.

Anhand eines Beispiels aus dem Alltag kann dies einfach erklärt werden. Nehmen wir an, Sie fahren nachts ein Auto. Die »Krankheit«, für die wir uns interessieren, »hat vorne nicht genug Licht um zu fahren«. Natürlich haben Autos zwei Scheinwerfer, genauso wie wir zwei ATP7B-Gene haben. Wir alle wissen, dass es ziemlich gut möglich ist, nachts mit nur einem funktionierenden Scheinwerfer zu fahren. Tatsächlich ist man sich als Fahrer oft gar nicht bewusst, dass einer der Scheinwerfer ausgebrannt ist. Also ist die Krankheit, die »vorne nicht genug Licht zum Fahren hat«, rezessiv. Wir müssen »Mutationen« in beiden Scheinwerfern haben, um »die Krankheit« zu verursachen, genau wie dies bei den zwei ATP7B-Mutationen bei Morbus Wilson der Fall ist.

Wie wird das mutierte Gen an Kinder weitergegeben? Was sind die genetischen Risiken oder Chancen von verschiedenen Familienmitgliedern, Morbus Wilson zu haben, nachdem bei einem Familienmitglied diese Erkrankung diagnostiziert wurde? Die Eltern eines Patienten mit Morbus Wilson sind beide Träger, das bedeutet, jeder hat ein normales Gen und ein Wilson-Gen. Bei den betroffenen Nachkommen hat jeder Elternteil das Wilson-Gen weitergegeben, so dass diese Person zwei Morbus-Wilson-Gene geerbt hat und damit Morbus Wilson hat. Wenn dies also einem der Kinder passiert ist, kann es auch einem anderen Kind passieren, oder? Ja, das Risiko, ebenfalls Morbus Wilson zu haben, beträgt bei Geschwistern 25% oder ein Risiko von 1 zu 4. Wenn Sie interessiert sind, können Sie überprüfen, warum das so ist. Vati hat zwei Gene, ein gutes und ein schlechtes. Die Chancen, ein schlechtes weiterzugeben, sind 50:50. Das gleiche gilt für Mutti. Diese Gene werden willkürlich weitergegeben. Stellen Sie sich vor, dass Mutti und Vati beide eine Münze werfen; »Zahl« steht dabei für das schlechte Gen. Die Chancen sind 1 zu 4, dass beide Elternteile ihre Münzen werfen und beide »Zahl« erhalten. Die gleiche Chance von 1 zu 4 gilt für die Situation, dass beide »Kopf« erhalten, in welchem Fall das Kind kein Morbus-Wilson-Gen haben würde. Es gibt zwei Wurfergebnisse, die eine Trägerschaft hervorrufen. Mutti wirft »Kopf« und Vati »Zahl« oder umgekehrt. Folglich sind die Chancen eines Geschwisterkindes eines betroffenen Patienten (ein anderes Kind von Mutter und Vater), ein Träger zu sein, doppelt so hoch (1 zu 2 statt 1 zu 4).

Das Risiko von Geschwistern eines betroffenen Patienten, ebenfalls betroffen zu sein, ist mit 25% ziemlich hoch. Das Risiko bei anderen Familienmitgliedern ist erheblich geringer und soll erklärt werden, wenn wir das Screening von Familienmitgliedern in Kapitel 4 besprechen und Fragen dazu in Kapitel 11 beantworten.

Kupferverarbeitung bei gesunden Menschen und bei Wilson-Patienten

Mit der Nahrung nimmt man täglich eine kleine Menge (ca. 1,0 **mg**) Kupfer auf. Normalerweise ist das ein bisschen mehr (ca. 25%), als vom Körper benötigt wird. Dieses zusätzliche Kupfer, welches wir alle täglich aufnehmen, muss ausgeschieden werden, um zu vermeiden, dass wir zu viel Kupfer im Körper haben. Die übliche Methode, dieses zusätzliche Kupfer loszuwerden, ist die Ausscheidung durch die Leber in die Galle und weiter in den Stuhl. Bei Wilson-Patienten liegt aufgrund von Mutationen auf den Genen eine Störung des Weges der Kupferausscheidung vor, und der Patient ist unfähig, das überschüssige Kupfer loszuwerden. Daher sammelt sich jeden Tag eine kleine Menge Kupfer in diesen Patienten an und wird anfangs harmlos in der Leber gespeichert.

Zwar kann die Leber etwas zusätzliches Kupfer gut speichern, doch irgendwann ist die Speicherkapazität der Leber erschöpft, und die Leber wird allmählich vom überschüssigen Kupfer beschädigt. Obwohl Kupfer lebenswichtig ist, kann es sehr toxisch (giftig) sein, wenn es davon zu viel im Körper gibt. Die Giftigkeit von Kupfer scheint mit seinem Charakteristikum als starkes Oxidationsmittel verbunden zu sein. Gewebe erleidet einen so genannten **Oxidationsschaden**. Bei den meisten Wilson-Patienten beginnt der Leberschaden schon im dritten oder vierten Lebensjahr. Normalerweise gibt es für viele Jahre jedoch kein äußeres Anzeichen eines Problems.

Die Symptome des Morbus Wilson

Symptome der Lebererkrankung (hepatologische Symptome)

Mit der Zeit wird die Leber weiter geschädigt und es kann zu einer **Lebererkrankung** kommen. Dies geschieht typischerweise in den Jugend- oder in den frühen Erwachsenenjahren (jedoch auch manchmal in der frühen Kindheit). Das klinische Bild der Lebererkrankung kann das einer **Hepatitis** (Leberentzündung) sein, mit Müdigkeit und **Gelbsucht**, erkennbar an einer Gelbfärbung des weißen Teils der Augen und oft der Haut. Tests für eine Virushepatitis sind in der Regel negativ, obgleich sie auch positiv ausfallen können, wenn der Patient zufällig in Kontakt mit einem Hepatitis hervorrufenden Virus gekommen ist. Ist der zugrunde liegende Morbus Wilson noch nicht diagnostiziert, vergeht üblicherweise die Wilson-Hepatitis-Episode und kehrt bei vielen Patienten nach einigen Monaten oder Jahren wieder. Dieses wiederkehrende Bild der Hepatitis führt Ärzte oft zu einer Fehldiagnose einer »chronisch aktiven Hepatitis«, welches einen Zustand von aktiver Hepatitis aufgrund einer immunologischen Reaktion wie z. B. eine Reaktion auf einen Virus beschreibt.

Anstatt sich als Hepatitis zu äußern, kann sich die Lebererkrankung auch als **Leberversagen** präsentieren. Dieser Patiententyp hat typischerweise neben Gelbsucht Flüssigkeitsansammlungen im Bauch, **Aszites** genannt, und manchmal in den Knöcheln, **Ödeme** genannt. Das Leberversagen kann gering oder stark ausgeprägt sein. Im letzteren Fall ist der Patient lebensgefährdet, sein Zustand verschlechtert sich rapide und das einzige, was ihn retten kann, ist eine **Lebertransplantation**.

Die dritte Möglichkeit, mit der die Lebererkrankung sich bei einer Untersuchung äußern kann, ist in Form von chronischer **Zirrhose**. Zirrhose bedeutet Vernarbungen der Leber, wobei das vernarbte Gewebe viele der normalen Leberzellen ersetzt. Dem Patienten ist im Allgemeinen nicht bewusst, dass er eine Zirrhose hat, da diese keine besonderen Symptome verursacht, außer wenn als Folge die Leber versagt (wie im obigen Paragraphen beschrieben) oder sich eine Komplikation der Zirrhose entwickelt, wie Blutungen im Darmtrakt (diese Komplikationen der Zirrhose werden später besprochen). Meistens wird die Zirrhose zufällig im Rahmen einer aus anderen Gründen durchgeführten Untersuchung oder Operation entdeckt.

Aus Gehirnschädigungen resultierende Bewegungsstörungen

Wenn die Kupferspeicherkapazität der Leber überschritten ist, wird das überschüssige Kupfer ins Blut abgegeben und beginnt, sich in anderen Organen anzusammeln. Das Gehirn ist das empfindlichste Organ nach der Leber. So wird bei einigen, vielleicht der Hälfte der Patienten, der Leberschaden weder vom Patienten noch von Medizinern bemerkt, und in der Zwischenzeit sammelt sich genügend Kupfer im Gehirn an, um Gehirnschädigungen auszulösen und aus diesen Schäden resultierende Symptome zu verursachen. Die vom Kupfer geschädigten Bereiche des Gehirns sind verantwortlich für die Koordination von Bewegungen; folglich kommt es bei dieser Manifestationsform zu **Bewegungsstörungen.** Der Patient hat keine Muskelschwäche, sondern Schwierigkeiten, Muskelaktionen und Bewegungen zu kontrollieren. Da Sprache eine sehr genaue Koordination einer Vielzahl von Muskeln voraussetzt, sind Sprachprobleme oft die zuerst bemerkten Veränderungen. Die Aussprache des Betroffenen kann undeutlich werden und schwer zu verstehen sein. Bei Morbus Wilson gibt es verschiedene Arten von Sprachauffälligkeiten; ich beabsichtige jedoch nicht, diese hier zu beschreiben. Wichtig ist, dass eine Sprachauffälligkeit eines der typischen frühen Symptome des Nervensystems bei Morbus Wilson ist, aber ein Arzt gewöhnlich nicht differenzieren kann, ob eine bestimmte Art von Sprachdefekt auf Morbus Wilson zurückzuführen ist.

Ein anderes Symptom des Nervensystems, das bei vielen (aber nicht allen) Wilson-Patienten auftritt, ist der **Tremor**. Im Grunde bedeutet Tremor ein Beben oder Zittern, meistens der Hände. Aber auch andere Körperteile, wie die gesamten oberen Gliedmaßen, der Kopf oder die unteren Gliedmaßen können davon betroffen sein. Auch hier gibt es verschiedene Arten von Tremor bei Morbus Wilson, wobei ein Arzt nicht in Abhängigkeit einer Art von Tremor differenzieren kann, ob ein Patient Morbus Wilson hat.

Eine weitere häufige Auffälligkeit des Nervensystems bei Morbus Wilson wird **Dystonie** genannt. Dies ist eine Art Verkrampfung oder Versteifung der Muskeln. Oft beginnt Dystonie mit Muskelkrämpfen in Armen oder Beinen, und im Verlauf der Krankheit kann sie dazu führen, dass der Patient Teile des Körpers fast permanent in abnormale Positionen zieht.

Aufgrund von Tremor und/oder Dystonie werden Wilson-Patienten oft als **Parkinson**-Patienten (oder als »**essentieller Tremor**«) fehldiagnostiziert. Sie haben oft ein steifes Gesicht, was auch für die **Parkinson Krankheit** charakteristisch ist, und eventuell Probleme, beim Gehen ihren ersten Schritt zu machen, was ebenso typisch für Parkinson ist.

Das letzte wichtige Symptom des Nervensystems ist eine sich verschlechternde Koordination. Dies kann sich auf eine Vielzahl von Arten äußern, z. B. kann es für einen Patienten schwierig werden, leserlich zu schreiben. Es mag Schwierigkeiten verursachen, Essen mit dem gewöhnlichen Besteck akkurat zum Mund zu führen. Oder der Patient hat Schwierigkeiten mit Knöpfen, stolpert und fällt ungewöhnlich häufig.

Aus Gehirnschädigungen resultierende Verhaltensauffälligkeiten

Bei vielen Patienten sind **Verhaltensauffälligkeiten** ein Teil des Krankheitsbildes, da der Schaden, der durch das Kupfer verursacht wurde, auch Teile des Gehirns betrifft, die das Verhalten beeinflussen. Diese Verhaltensauffälligkeiten können den Symptomen der Bewegungsstörungen mehrere Jahre voraus gehen. Zu ihnen zählt eine mangelnde Kontrolle von Emotionen, die zu Wutausbrüchen, Heulanfällen, Depressionen und manchmal bizarrem Verhalten führen kann. Oft empfinden Patienten, dass sie große Schwierigkeiten haben, sich auf Aufgaben zu konzentrieren. In der Schule können sich beispielsweise ihre Noten verschlechtern. Hat der Patient einen Beruf, der Konzentration verlangt, kann er Schwierigkeiten haben, die vorher von ihm bewältigte Arbeit zu leisten. Verlust des Kurzzeitgedächtnisses und Schlaflosigkeit sind ebenfalls häufige Probleme.

Allgemeine Bemerkungen zur Variation des klinischen Bildes

Obgleich, wie zuvor erläutert, die meisten Patienten in ihren späten Jugend- oder frühen Erwachsenenjahren an Morbus Wilson erkranken, kann das Alter, in dem sich die Erkrankung präsentiert, ziemlich variieren. Sogar sechsjährige Kinder sind an Morbus Wilson erkrankt, und in gelegentlichen Fällen mag der Patient nicht symptomatisch auffallen, bis er weit in seinen Fünfzigern ist. Wie an der obigen Beschreibung zu erkennen ist, zeigt sich die Krankheit variabel bezüglich der Manifestation und des Zeitpunktes des Auffälligwerdens. Dies, verbunden mit ihrer Seltenheit, führt oft dazu, dass auch viele Jahre nachdem der Patient erkrankt ist, noch keine Diagnose erfolgt. Es ist zu erwarten, dass ein an der Leber erkrankter Patient zwischen vielen hundert Patienten erscheint, die sich mit Virushepatitis, alkoholischer Zirrhose oder anderen üblichen Diagnosen vorstellen, er in der großen Zahl von Patienten mit anderen Erkrankungen untergeht und nicht korrekt diagnostiziert wird. Die Verhaltensauffälligkeiten sind ebenfalls nicht spezifisch, so dass der mit diesen Problemen erscheinende Wilson-Patient oft zwischen hunderten von anderen Patienten mit ähnlichen Symptomen verloren geht. Die nervensystembedingten Störungen der koordinierten Bewegungen sind spezifischer, so dass die meisten Neurologen bei Patienten, die sich mit Bewegungsstörungen vorstellen, zur richtigen Diagnose gelangen werden. Andererseits kann die Erkrankung wie »Parkinson« oder »essentieller Tremor« wirken. Ich habe Wilson-Patienten kennen gelernt, die über Jahre mit einer dieser anderen Diagnosen lebten, bevor die richtige Diagnose gestellt wurde.

Präsymptomatische Patienten

Die Beschreibung von einer weiteren Art von Patienten mit Morbus Wilson darf nicht vergessen werden. Die Krankheit wird als rezessive Störung vererbt, was bedeutet, dass Geschwister eines diagnostizierten Patienten mit einem Risiko von 25% ebenfalls die Erkrankung haben könnten. Da wir glauben, dass alle Patienten, die zwei Wilson-Gene haben, letztendlich an Morbus Wilson erkranken, ist es wichtig, diese Patienten prophylaktisch zu behandeln, d. h. vorbeugend, um zu verhindern, dass sie krank werden und unnötige Schädigungen der Leber und des Gehirns erleiden. Natürlich können sie nicht behandelt werden, wenn sie nicht diagnostiziert sind. Daher ist es für Geschwister von diagnostizierten Wilson-Patienten von entscheidender Bedeutung, auf die Krankheit getestet zu werden. Später (in Kapitel 5 und 6) werden wir erläutern, wie Geschwister getestet werden.

Allgemeine zu berücksichtigende Fakten zur Behandlung von Morbus Wilson

Nach der Diagnose kann Morbus Wilson mit entkupfernden Medikamenten gezielt behandelt werden. Die moderne Therapie des Morbus Wilson verlangt jedoch, wie in Kapitel 1 erwähnt, unterschiedliche Behandlungsformen für unterschiedliche Stadien und

Manifestationen der Krankheit. Es obliegt dem diagnostizierten Patienten und dessen Angehörigen, sich über die modernen Behandlungsmethoden zu informieren und nicht nur einfach der Entscheidung des Arztes, mit **Penicillamin** zu behandeln, zu folgen. In vielen Fällen würde diese vom Arzt empfohlene Behandlung der falsche Weg sein. Die spezifischen Arten der Behandlung werden später erläutert. Gegen Ende des Buches werden Quellen und Kontaktdetails für zusätzliche Informationen aufgeführt.

Kapitel 3

Häufige Fragen zu Kupfer

In diesem Kapitel werden wir einige der am häufigsten zu Kupfer gestellten Fragen behandeln.

Diese stehen nicht unbedingt mit Morbus Wilson im Zusammenhang, decken sich aber hin und wieder damit. Genauere Fragen zu Morbus Wilson werden in Kapitel 11 beantwortet. Viele der in diesem Kapitel behandelten Fragen haben mit Problemstellungen zu tun, über die man im Zusammenhang mit Kupfer liest, und die teilweise Besorgnis über die eigene Gesundheit oder die der Angehörigen auslösen. Einige Punkte sprechen Dinge an, die Ärzte möglicherweise nach verschiedenen Tests bei Patienten entdeckt haben; da das Wissen über Kupfer unter Medizinern jedoch begrenzt ist, kann der Patient auch unnötig durch das ihm Gesagte verunsichert werden. Andere Fragen kommen von Patienten, die von Personen oder Labors getestet wurden, die unterschiedlichste Element-Tests anbieten. Tests dieser Art können an Haaren oder anderem Gewebe erfolgt sein und führen oft zu Empfehlungen bezüglich einer vom Patienten benötigten Nahrungsergänzung. In anderen Fällen wird nach solchen Element-Tests zu einer Behandlung zur Verringerung gewisser giftiger Elemente geraten, die anscheinend gefährlich hoch sind und korrigiert werden müssen. Fast alle diese Ratschläge sind nicht hilfreich und können zuweilen schädlich sein. Dieses Kapitel bietet die Gelegenheit, Fak-

ten über Kupfer und darüber hinaus auch über gewisse andere
Elemente zu erhalten. Jeder Abschnitt beginnt mit der angespro-
chenen Frage.

Anscheinend ist mein Serum-Kupfer hoch.
Was bedeutet das?

Der Befund eines hohen Serum-Kupfers ist ziemlich häufig. Da
die meisten Ärzte wenig über die **Toxizität** von Kupfer beim Morbus Wilson wissen, schließen sie oft überstürzt, dass ein hohes
Serum-Kupfer etwas Gefährliches bedeutet. Ebenso mögen Patienten denken, die sich des Kupferproblems beim Morbus Wilson
bewusst sind. Meistens ist ein hohes Serum-Kupfer nichts Besorg-
niserregendes, obgleich es in einigen Situationen weitere Untersuchungen rechtfertigt. Diese genaueren Untersuchungen betreffen
gewöhnlich nicht Morbus Wilson, sondern vielleicht eine andere
Erkrankung.

Die Erklärung dafür ist folgende: Rund 90% des Kupfers im
Blut erklärt sich durch den Kupfergehalt eines Proteins im Blut,
das **Coeruloplasmin** (Cp) genannt wird. Daher beherrscht die
Höhe des Cp-Spiegels im Blut sehr stark die Konzentration des Serum-Kupfers. Allgemeiner gesagt, weist ein hohes Serum-Kupfer
auf ein hohes Coeruloplasmin im Blut hin. Da beim Morbus Wilson die Konzentration von Cp gewöhnlich gering ist, ist auch häufig das Serum-Kupfer beim Morbus Wilson niedrig (jedoch nicht
immer, siehe Kapitel 4). Daher deutet hohes Serum-Kupfer eher
auf hohes Cp im Serum hin, als dass es Morbus Wilson andeutet.
Wünscht ein Arzt zu bestätigen, dass ein erhöhter Cp-Spiegel bei
einem bestimmten Patienten der Grund für eine erhöhte Serum-
Kupferkonzentration ist, kann dies durch den Auftrag einer Messung des Cp im Serum erfolgen. Dieser Test wird von den meisten
medizinischen Labors angeboten.

Die nächste mit diesem Thema verwandte Frage ist, warum das Cp im Serum bei vielen Menschen erhöht ist. Eine verbreitete Antwort ist, dass die Person die Antibabypille nimmt oder eine andere Hormontherapie durchläuft. Antibabypillen oder die Hormonersatztherapie, die viele Frauen zur Erleichterung von Symptomen der Menopause erhalten, verursachen eine Erhöhung der Serumkonzentration von Cp. Andere Hormone wie Steroidhormone (Cortisonderivate), die für Krankheiten wie Asthma, Arthritis etc. verschrieben werden, verursachen ebenfalls eine Erhöhung des Cp. Erhöhungen von Serum-Cp als Reaktion auf eine Hormontherapie sind keine medizinischen Probleme. Es handelt sich lediglich um eine harmlose Konsequenz der Einnahme dieser bestimmten Art von Medikamenten.

Eine andere, nicht unübliche Ursache für Erhöhungen des Serum-Cp ist ein bestimmter tiefer liegender entzündlicher Prozess im Körper, wie z. B. eine entzündliche Krankheit oder vielleicht Krebs. Zum Thema Krebs (maligne Erkrankung) werden wir später kommen. Aufgrund von Entzündungen auftretende Erhöhungen des Serum-Cp (begleitet durch erhöhte Werte von gewissen anderen Proteinen im Blut) werden **akute Phasenreaktion** genannt. Wenn also ein Patient eine der Vielzahl von entzündlichen Krankheiten hat, von denen ich einige Beispiele hier nennen werde, kann er mit einem hohen Serum-Cp rechnen. Zu diesen Krankheiten gehören chronische (progressive) Polyarthritis, Lupus erythematodes (Erythematodes), Hepatitis, entzündliche Nierenkrankheiten, entzündliche Darmkrankheiten (wie z. B. Crohn Krankheit, eine Erkrankung des Dünndarms, oder ulzeröse Kolitis, eine Erkrankung des Dickdarms), Sichelzellenanämie und eine Vielzahl von infektiösen Krankheiten und andere zu Entzündungen führende Krankheiten, die zu zahlreich sind, um sie hier zu nennen.

Wie zuvor erwähnt, ist die maligne Erkrankung eine andere Art von Krankheit, die, wenn sie einmal eine gewisse Konzentration oder Größe erreicht hat, eine akute Phasenreaktion und eine

Erhöhung des Serum-Cp hervorruft. Gibt es einen guten Grund für die Erhöhung des Cp, wie eine Hormontherapie oder eine diagnostizierte Erkrankung des Patienten, sollte der Befund einer erhöhten Serumkonzentration von Cp keine weitere Besorgnis erregen. Gibt es andererseits keinen Grund für eine Erhöhung des Cp im Serum, ist es wichtig, dass der Arzt den Patienten weiter untersucht, um herauszufinden, warum eine akute Phasenreaktion vorliegt. Vielleicht hat er eine tiefer liegende Krankheit, eventuell sogar eine maligne Erkrankung, die noch nicht diagnostiziert wurde.

Anscheinend ist mein Serum-Kupfer niedrig. Was bedeutet das?

Wie wir oben erklärt haben, wird das Serum-Kupfer von der Konzentration des Serum-Coeruloplasmins (Cp) beherrscht, da Cp 90% des Serum-Kupfers ausmacht. Wenn daher das Serum-Kupfer unter der untersten normalen Grenze liegt, ist wahrscheinlich auch das Serum-Cp niedriger als normal. Warum sollte das Serum-Cp niedrig sein? Hin und wieder wird dies aufgrund von Morbus Wilson der Fall sein, da die meisten Wilson-Patienten niedriges Serum-Cp haben. Morbus Wilson ist jedoch relativ selten, und Patienten und Ärzte werden öfter auf niedrige Cp-Spiegel durch andere Gründe stoßen. Einer von diesen ist, wenn der Patient ein **Träger** des Wilson-Gens ist. Patienten mit Morbus Wilson haben zwei Exemplare des **Wilson-Gens**, aber wenn eine Person nur über ein Exemplar verfügt, nennt man sie Träger. Ein Träger wird nicht klinisch krank. (Wenn er aber jemanden heiratet, der auch ein Träger ist, würde jedes Kind mit einer Wahrscheinlichkeit von 1 zu 4 Morbus Wilson haben). Es gibt mehr Träger, als man es von einer seltenen Krankheit meinen würde; sie machen ungefähr 1% der Allgemeinbevölkerung aus. Etwa 20% der Träger haben eine etwas erniedrigte Cp-Konzentration, so dass dies ein ziemlich häufiger Grund für den Fund eines niedrigen Serum-Kupfers ist. Hat man ein niedriges Serum-Kupfer und niedriges Serum-Cp aufgrund der Eigenschaft, ein Träger von Morbus Wilson zu sein, so ist dies als medizinisch harmlos einzustufen.

In seltenen Fällen ist das Serum-Cp aufgrund von **Kupfermangel** niedrig. Das erste, was geschieht, wenn eine Person an Kupfermangel leidet, ist die Erniedrigung des Serum-Cp. Cp wird von der Leber gemacht; die gebildete Menge hängt – außer beim Morbus Wilson – direkt von der Verfügbarkeit des in der Leber vorhandenen Kupfers ab. Beim Morbus Wilson verursacht der genetische Defekt auch eine Sperre der Cp-Bildung, obwohl es einen Kupferüberschuss gibt. Bei Kupfermangel, d. h. beim Fehlen einer normale Kupfermenge, wird weniger Cp in der Leber gebildet, und die ins Blut ausgeschüttete Menge ist ebenfalls erniedrigt.

Die häufigste Ursache für Kupfermangel ist eine Nahrungsergänzung mit **Zink**. Zink kann das Kupfer des Körpers verringern und dadurch zu einem niedrigen Serum-Kupfer und Cp führen. Wenn also niedriges Serum-Kupfer oder Cp gefunden wird, ist eine der ersten zu beantwortenden Fragen, ob Sie oder die betroffene Person Zinkzusätze nehmen? Was zu tun ist, wenn Sie Zinkzusätze nehmen, wird in einem späteren Teil dieses Kapitels beantwortet. Eine seltene Ursache für Kupfermangel sind umfangreiche Darmoperationen. Wurde ein großer Teil des Dünndarms entfernt, ist ein Großteil der absorbierenden Oberfläche für Kupfer nicht mehr vorhanden.

Abgesehen von Kupfermangel aufgrund von Zink ist Kupfermangel ein sehr seltenes Phänomen. Ich habe ihn nur zweimal während meiner medizinischen Laufbahn beobachten können, obwohl ich einen Großteil meines Lebens mit der Spezialisierung auf Kupfer und mit Kupfer in Zusammenhang stehenden Krankheiten verbracht habe. Anders ausgedrückt, sorgt unsere Nahrung fast immer, egal wie schlecht sie ist, für genügend Kupfer, um Kupfermangel zu verhindern. Eine Ausnahme bilden, wie zuvor erwähnt, Patienten, die umfangreiche Darmoperationen hinter sich haben, so dass die Absorptionsfähigkeit ihres Darms weitestgehend eingeschränkt ist.

Bekomme ich genügend Kupfer in meiner Nahrung?

Wie wir im vorhergehenden Abschnitt erklärt haben, ist Kupfermangel außer bei einer Nahrungsergänzung mit Zink oder nach umfangreichen Darmoperationen extrem selten. Wie wir ebenfalls schon erwähnten, versorgt uns unsere Nahrung, egal wie schlecht sie ist, mit genügend Kupfer, um zu verhindern, dass wir an Kupfermangel leiden. Es ist richtig, dass eine vegetarische Ernährung eine geringe Absorption von Kupfer in den Körper zur Folge hat, da das Kupfer aus vegetarischen Lebensmitteln nicht so leicht gewonnen und absorbiert wird wie aus Fleisch. Dennoch weisen sogar Vegetarier gewöhnlich keinen Kupfermangel auf. Also ist die allgemeine Antwort, dass, wenn Sie kein Zink nehmen und kein Teil Ihres Darmtraktes chirurgisch entfernt wurde, Ihre Nahrung mit aller Wahrscheinlichkeit über genügend Kupfer verfügt.

Ich habe gehört, dass Zink zu einer Erniedrigung von Kupfer führt. Ich nehme Zinkzusätze aus allgemeinen gesundheitlichen Gründen (nicht wegen Morbus Wilson). Sollte ich Kupferzusätze nehmen?

Eine erste Antwort auf diese Frage ist: »Es kommt darauf an.« Zunächst einmal kommt es darauf an, *wie* das Zink genommen wird. Mit Nahrung genommenes Zink wird sehr schlecht vom Körper absorbiert, weil es sich an Stoffe in der Nahrung bindet und einfach durch den Magen-Darm-Kanal in den **Stuhl** geht. Es hat kaum Wirkung auf Kupfer. Da die Menschen dazu neigen, ihre Mineralzusätze zur Essenszeit einzunehmen, bedeutet das normalerweise, dass Zinkzusätze keine starke negative Wirkung auf Kupfer haben.

Wenn Zink dagegen ca. eine Stunde von der Nahrung und Getränken außer Wasser getrennt eingenommen wird, vermag es, Kupfer zu beeinflussen. In diesem Fall kommt es auf die Zinkdosis an. Eine einzelne tägliche Dosis von 15 **mg** Zink, welche der normalen täglichen Einnahme durch die Nahrung entspricht, hat keine bedeutende Wirkung auf Kupfer. Wenn wir jedoch zu einer höheren Dosis kommen, so um die 50 mg, besonders wenn diese mehr als einmal täglich genommen wird, wird diese zweifelsohne eine Wirkung auf Kupfer haben. Diese Zinkdosis entspricht einer der von uns eingesetzten Dosierungen zur entkupfernden Behandlung von Morbus Wilson.

Wird daher Zink von einem normalen (nicht Wilson-)Patienten in relativ hoher Dosierung und, wie soeben beschrieben, getrennt von den Mahlzeiten genommen, ist es wahrscheinlich wichtig, neben dem Zink einen Kupferzusatz zu nehmen. Die zu nehmende Kupfermenge sollte 1–2 mg pro Tag betragen. Die Menge in der Nahrung beträgt ca. 1 mg; ein Zusatz von 1–2 mg ist ungefährlich und sollte die Wirkung von Zink ausreichend kompensieren.

Sollte ich Kupferzusätze für meine Gesundheit nehmen?

Im Allgemeinen brauchen wir, wie bereits darauf hingewiesen wurde, keine Kupferzusätze. Unsere Nahrung enthält mehr als ausreichende Mengen an Kupfer, sogar bei einer sehr schlechten Ernährung. Eine Ausnahme hierzu ist, wenn Sie Zink derart nehmen, dass es als Antikupferagent wirkt, wie wir es oben beschrieben haben; in diesem Fall ist es ratsam, eine gewisse Menge Kupferzusatz zu nehmen.

Ich habe gehört, dass niedriges Kupfer Knochenbrüchigkeit verursacht. Kann ich von niedrigem Kupfer Osteoporose bekommen?

Es gibt vereinzelte Berichte von Babys mit Knochenbrüchigkeit durch Kupfermangel. Größtenteils sind diese auf sehr seltene vererbte Abnormitäten zurückzuführen. Es ist auch möglich, dass ein Baby an Kupfermangel leidet, wenn die von ihm aufgenommene Nahrung nicht genug Kupfer enthält. Moderne Babynahrung wie auch die Muttermilch des Menschen enthält ausreichend Kupfer für das Baby und ist kein Grund zur Besorgnis.

Diese bei Kindern beschriebene Art von Knochenbrüchigkeit steht in keinem Zusammenhang mit **Osteoporose** bei älteren Erwachsenen. Wie zuvor erwähnt, enthält die Nahrung üblicherweise genügend Kupfer für die Gesundheit der Knochen. Da wir jedoch wissen, dass Kupfer für gesunde Knochen vonnöten ist, sollte eine Zinkgabe nicht zu einem chronischen Kupfermangel führen, da dies eine schädigende Wirkung auf die Knochen haben könnte.

Anscheinend ist mein Kupfer im Urin hoch. Was bedeutet das?

Im Allgemeinen gibt es drei Erklärungen für hohe Kupferwerte im Urin. Die erste ist Morbus Wilson. Der Befund von hohem Kupfer im Urin sollte immer zu einer weiteren Untersuchung bezüglich einer möglichen Morbus-Wilson-Diagnose führen. Möglichkeiten zur Diagnose des Morbus Wilson werden in den folgenden zwei Kapiteln detailliert beschrieben.

Die zweite Erklärung ist eine **Lebererkrankung**, die nicht auf Morbus Wilson zurückzuführen ist, besonders wenn sie langwierig ist und sie eine Obstruktion des Gallentraktes beinhaltete. Diese Art der Lebererkrankung führt gewöhnlich zu einer **Gelbsucht** oder einer Gelbfärbung des weißen Teils der Augen und der Haut. Wenn die Leber, die ja das für den Kupferabbau zuständige Organ ist, schon seit längerem kein Kupfer abbauen konnte, kann das Leberkupfer und danach das Urinkupfer erhöht sein, ohne dass dies mit Morbus Wilson in Zusammenhang steht. Natürlich wird in den meisten Fällen der Patient oder Arzt wissen, dass der Patient eine Lebererkrankung hat, so dass dies eine einfache Erklärung für die Kupferauffälligkeiten sein wird.

Die dritte übliche Erklärung für hohes Kupfer im Urin sind Kupferverunreinigungen während der Urinsammlung oder Laborfehler. Da der Kupferwert im Urin relativ gering ist, bedarf es für einen fälschlich erhöhten Wert keiner großen Kupferverunreinigung, sei es der Sammelbehälter oder von irgendetwas anderem, womit der Urin in Kontakt kommt. Daher sollte man im Falle von erhöhtem Urinkupfer sofort einen neuen Test machen, vielleicht in einem anderen Labor, besonders wenn es keine unterstützenden Anzeichen für den Grund der erhöhten Werte gibt.

Anscheinend ist mein Kupfer im Haar abnormal. Was bedeutet das?

Zuallererst muss gesagt werden, dass eine Messung des Mineralgehaltes des Haars eine sehr unzuverlässige Art der Bestimmung des Körperzustandes bezüglich dieser Mineralien ist. Diese Tatsache hält viele Gruppen und Labore nicht davon ab, einen lukrativen auf Haar-Element-Analysen basierenden Service anzubieten. Das Hauptproblem ist, dass das Haar vielen von außen kommenden Materialien wie Shampoos, Seifen, Stoffen in der Luft etc. ausgesetzt ist, die die Menge eines bestimmten Elements im oder auf dem Haar beeinflussen könnten. Da viele Menschen an diesen Untersuchungen teilnehmen, erhalte ich oft Fragen bezüglich einer abnormalen Haaranalyse auf Kupfer (oder anderen Elementen).

Meines Erachtens sollten diese ignoriert werden. Wünscht der Patient genauere Informationen über seinen wirklichen Kupferstatus, sollte er als nächstes das Serum-Kupfer oder Serum-Cp testen lassen. Unter keinen Umständen sollte jedoch eine Therapie, sei es Kupferzusätze für niedriges Kupfer oder Kupferchelation für hohe Kupferwerte, auf der Basis einer Haaranalyse begonnen werden.

Ähnlich denke ich über Ratschläge bezüglich Messungen anderer Elemente einer Haarprobe. Hohe Werte von Kadmium, Blei, Quecksilber etc. sollte nicht zu sofortigen Therapien zur Senkung dieser Substanzen führen. Besteht Besorgnis, sollten diese woanders gemessen werden, wie z. B. im Blut.

Bekomme ich zu viel Kupfer durch meine Nahrung oder Trinkwasser?

Der normale, d. h. nicht Wilson-kranke Mensch kann ein ziemlich hohes Maß an Kupferaufnahme vertragen. Einige wenige Nahrungsmittel, z. B. Leber von Masttieren, wie Rinder, Schafe und Schweine, haben sehr hohe Kupferkonzentrationen. Beispielsweise enthält ein Lebergericht von einer dieser Tierarten um die 6 mg Kupfer, ca. sechsmal mehr als die normale tägliche Aufnahme durch die Nahrung. Dennoch ist es für eine normale Person vollkommen ungefährlich, beliebig oft Leber zu essen. Bei einem Wilson-Patienten trifft dies natürlich nicht zu.

Ebenso verkraften normale Menschen hohe Kupferkonzentrationen im Trinkwasser. Die amerikanische Umweltschutzbehörde erlaubt 1,2 mg/l, doch ist es nicht ungewöhnlich, Trinkwasser mit mehr als 2 oder 3 mg/l zu finden. Auch dies ist für den normalen Menschen nicht gefährlich; für Wilson-Patienten ist es mit Sicherheit nicht ratsam, derartiges Wasser zu sich zu nehmen.

Also ist für von Morbus Wilson nicht betroffene Menschen die generelle Antwort auf die Frage, dass sie sich über zu viel Kupfer in ihrer Nahrung oder ihrem Trinkwasser keine Sorgen machen brauchen. Natürlich gibt es Grenzen. Ich weiß von einem Fall, wo das elektrische System derart angeschlossen war, dass die Kupferrohre in hohem Maße Kupfer in das Trinkwasser abgaben; dies führte wahrscheinlich zu Kupfer-Toxizität bei der in diesem Gebäude lebenden Person. Dies war ohne Zweifel kein normaler, sondern ein illegaler Anschluss und daher nicht etwas, worüber die meisten Menschen sich Sorgen machen müssten.

Habe ich Morbus Wilson?

Dies ist eine Frage, die in den nächsten zwei Kapiteln detailliert beantwortet wird.

Was tun bei noch offenen Fragen

In diesem Kapitel habe ich versucht, einige der mir am häufigsten gestellten Fragen zu beantworten. Verständlicherweise kann ich hier jedoch nicht jede mögliche Frage beantworten. Daher sollte der Leser, der eine hier nicht beantwortete Frage hat, Kapitel 11 konsultieren. Dort werden einige detailliertere Fragen zu Morbus Wilson beantwortet und zur Verfügung stehende Informationsquellen zum Thema Morbus Wilson und Kupfer genannt.

Kapitel 4

Die Verdachtsphase: Sie oder jemand anderes vermutet, Sie hätten Morbus Wilson. Wie kann dieser Verdacht geprüft werden?

Es stellt sich die Frage, ob Sie oder ein Bekannter von Ihnen Morbus Wilson hat. Diese Frage kann sich aufgrund verschiedener Situationen ergeben. Es könnte z. B. sein, dass der Arzt des Betroffenen die Möglichkeit einer Morbus-Wilson-Diagnose anhand von Symptomen oder Laborbefunden in Betracht zieht. Dies ist das ideale Szenario, wenn es früh nach dem Eintreten der Symptome oder sogar vor jeglichen Symptomen auftritt. Leider kommt es vor, dass mitunter sehr viel Zeit vergeht, bevor ein Arzt die Möglichkeit einer Morbus-Wilson-Diagnose erwägt. Dies geschieht, da die relative Seltenheit der Krankheit den Arzt vielleicht davon abhält, überhaupt daran zu denken. Mit aller Wahrscheinlichkeit hat der Arzt noch nie einen wirklichen Fall zu Gesicht bekommen.

Die mögliche Morbus-Wilson-Diagnose kann durch den Patienten, ein Familienmitglied oder einen Freund aufgedeckt werden; z. B. wenn man etwas liest, das diesen Gedanken auslöst. Dieses Buch kann als Gedankenauslöser dienen oder aber als ein Weg, die Möglichkeit zu überprüfen, wenn der Gedanke schon ausgelöst wurde. Symptome, körperliche Befunde, gewisse Laborwerte oder die Diagnose eines Morbus Wilson bei Verwandten können Gründe sein, die ein Interesse an der Diagnose ausgelöst haben. In diesem Kapitel werden wir alle diese Bereiche abdecken.

Typische Morbus-Wilson-Symptome

In Kapitel 2, dem Überblick über Morbus Wilson, haben wir die hauptsächlichen Symptome von Morbus Wilson besprochen. An dieser Stelle werden wir diese Informationen (detaillierter) wiederholen, so dass alle Faktoren in diesem einen Kapitel vereint sind, die bei der Entscheidung behilflich sein können, ob ein Verdacht auf Morbus Wilson besteht oder nicht. Benutzen Sie Tabelle 1 als Leitfaden und Zusammenfassung der für Morbus Wilson üblichen Symptome und Beobachtungen.

Einige Patienten stellen sich mit einer **Lebererkrankung** vor. Diese äußert sich oft wie eine **Hepatitis**. Der Patient bemerkt eventuell, dass er schnell ermüdet und bekommt vielleicht eine leichte **Gelbsucht** (Gelbfärbung, besonders im weißen Teil der Augen). Oder es wurden erhöhte Transaminasen im Serum festgestellt. Natürlich gibt es viele Arten von Hepatitis neben Morbus Wilson. Der Arzt wird umfangreiche Untersuchungen durchführen, bei denen er meistens auf Virushepatitis testet und sieht, ob der Patient einem dieser Viren ausgesetzt gewesen ist. War dies der Fall, ist normalerweise ein Antikörper-Suchtest positiv. Sind diese Art von Tests negativ, ist es an der Zeit, über Morbus Wilson nachzudenken. Auch wenn einer dieser Tests positiv ausfällt, schließt das Morbus Wilson nicht aus. Personen, die durch Morbus Wilson ein hepatisches Bild entwickeln, können auch vorher einem Hepatitis-verursachenden Virus ausgesetzt gewesen sein. Obgleich das positive Ergebnis eines Virushepatitis-Tests den Verdachtsmoment auf Morbus Wilson erheblich reduziert, da es eine Erklärung für die Hepatitis liefert, sollten diese Patienten dennoch bezüglich Morbus Wilson getestet werden, wenn ihr Krankheitsverlauf in irgendeiner

Weise auffällig ist. Besonders wenn die Hepatitis chronisch wird, sollten Tests auf Morbus Wilson durchgeführt werden.

Anstelle von Hepatitis kann die Lebererkrankung sich als **Leberversagen** äußern. Üblicherweise weist der Patient in diesem Fall zusätzlich zur Gelbsucht Flüssigkeitsansammlungen im Bauch auf, **Aszites** genannt, oder auch im unteren Teil des Körpers an den Knöcheln, **Ödeme** genannt.

Schließlich kann die Lebererkrankung sich als chronische Zirrhose äußern, was bedeutet, dass große Teile der Leber vernarbt sind und Narbengewebe die normalen Leberzellen ersetzt. Normalerweise bemerkt der Patient nicht, dass er eine Zirrhose hat, es sei denn, er weist zur gleichen Zeit das Gelbsucht verursachende hepatische Bild oder das Bild eines Leberversagens auf, welches zu Gelbsucht und Flüssigkeitsansammlungen führt. Wie im Falle der Hepatitis und des Leberversagens ist Morbus Wilson keine sehr übliche Ursache für eine Zirrhose; der Arzt wird sie also nicht sofort als Diagnose in Betracht ziehen, wenn er mit einem Zirrhose-Patienten konfrontiert ist. Viel üblicher ist es, dass sich die Zirrhose als Ergebnis von Alkoholismus oder einer chronischen Hepatitis durch eine Viruserkrankung entwickelt.

Wurden medizinische Maßnahmen eingeleitet, um einige der mit diesen drei Arten der **Lebermanifestation** verbundenen Symptome zu untersuchen, ist einer der wahrscheinlich positiven Tests eine Erhöhung der so genannten **Transaminasen** im Blut. Diese Enzyme, abgekürzt **ALT** (GOT), **AST** (GPT) und **GGT**, werden von den Leberzellen in kleinen Mengen ins Blut abgegeben. Erleidet die Leber eine Entzündung, wie es bei einer Hepatitis oder einer Schädigung durch Kupfer der Fall ist, setzt die Leber eine erhöhte Menge dieser Enzyme frei, so dass diese erhöht im Blut auftreten. Erhöhungen dieser **Leberenzyme** sind ein Hinweis auf Leberentzündungen.

Ein anderer oft positiv verlaufender Test zur Untersuchung der Lebermanifestation ist die Messung der Bilirubinwerte im Blut. Bilirubin ist eine Substanz, die in der Leber abgebaut wird; im Falle einer Lebererkrankung aber, so diese sehr ernst ist, ist der Aktivitätsgrad der Leber erniedrigt, und das Bilirubin sammelt sich im Blut an. Ist die Ansammlung hoch genug, verursacht dies Gelbsucht, d. h. eine Gelbfärbung der Haut und des weißen Teils der Augen aufgrund von übermäßigen Mengen von Bilirubin im Blut.

Ein weiterer Lebertest, der häufig auffällige Werte liefert, ist die Messung des **Albumins** im Blut. Albumin ist eine andere von der Leber produzierte Substanz. Bei einem Leberversagen ist die Menge des von der Leber ins Blut ausgeschütteten Albumins niedriger als gewöhnlich. Es ist zum großen Teil der Effekt des Albumins, dass Flüssigkeit im Blutstrom gespeichert wird, anstatt sich im Bauch (Aszites) oder in den Extremitäten (Ödem) zu sammeln. Wenn also die Konzentration von Albumin im Blut abnimmt, ist dies häufig mit Flüssigkeitsansammlungen im Bauch und/oder den Extremitäten verbunden. Die Leber produziert auch einige andere Substanzen, vor allem solche, die mit der **Blutgerinnung** verbunden sind; diese können bei einer Messung ebenfalls auffallend niedrig sein. Ein üblicher Test der **Blutgerinnungsfaktoren** ist die Messung der Prothrombinzeit. Bei einer gravierenden Lebererkrankung ist die Prothrombinzeit verlängert.

Bei einigen Patienten haben die frühen Symptome, durch die sie auffällig werden, mit dem Gehirn zu tun und sind eine Folge der Kupferschädigung des Gewebes. Dies nennt man die **neurologische Manifestation** oder **Manifestation des Nervensystems** (Tabelle 1). Eines dieser Symptome ist der **Tremor**, eine Art regelmäßiges, oft rhythmisches Zittern. Der Tremor kann nur die Hände betreffen oder alle oberen und/oder unteren Gliedmaßen und/oder den Kopf und den restlichen Körper. Der Tremor beim Morbus Wilson kann unterschiedlich sein und ist durch reine Beobachtungen nicht von Tremors zu unterscheiden, die auf **Parkinson** oder andere Krankheiten zurückzuführen sind. Wenn ein Arzt den Tremor eines Patienten sieht, ist es ihm nicht möglich

Tabelle 1: Symptomarten und Krankheitsstatus, die Morbus Wilson vermuten lassen

Lebermanifestation

Hepatisches Bild: Gelbsucht, leicht ermüdet, normalerweise negative Hepatitis-Virusantigene

Leberversagen: Gelbsucht, leicht ermüdet, Flüssigkeitsansammlung

Chronische Zirrhose: oft ohne Symptome

Neurologische Manifestation

Tremor

Sprachauffälligkeit

Verschlechterung der Koordination

Dystonie (verhärtete Muskeln, Krämpfe, abnormale Positionen von Körperteilen)

Unkontrollierbarer Speichelfluss

Schluckschwierigkeiten

Verhaltensstörungen als Manifestation

Verlust der Fähigkeit, sich auf Aufgaben zu konzentrieren

Probleme mit dem Kurzzeitgedächtnis

Verstärkte Probleme, Emotionen zu kontrollieren

Depressionen

Gelegentlich bizarres Verhalten

Schlaflosigkeit

Andere

Arthritis

Ausbleiben der Menstruation

Gallensteine

Nierensteine

Kopfschmerzen

Epilepsie

zu sagen, ob dieser eine Folge von Parkinson bzw. ein essentieller Tremor sei, oder ob der Tremor auf Morbus Wilson zurückzuführen ist. (Dennoch versuchen einige, diese »Diagnose« nach einem flüchtigem Blick zu machen!)

Ein anderes häufiges Symptom bei Gehirnschädigungen sind **Sprachauffälligkeiten**. Gehirn-Kupfer-Toxizität betrifft Bereiche des Gehirns, die Bewegungen kontrollieren. Da Sprache eine genaue Koordination der die Sprechakte ausführenden Muskeln verlangt, ist ein Verschleifen (undeutliche Artikulation) oder eine andere Art von Sprachauffälligkeit bei der neurologischen Manifestation ziemlich häufig. Wie beim Tremor kann das Sprachmuster beim Morbus Wilson ziemlich unterschiedlich sein und ist daher nicht leicht von anderen Sprachauffälligkeiten zu unterscheiden, die auf viele andere Krankheiten zurückzuführen sind. Das Schlucken involviert auch Muskelkoordination, so dass **Schluckbeschwerden** auch bei der neurologischen Manifestation vorkommen.

Zusätzlich zu Schwierigkeiten der Sprachkoordination und des Schluckaktes haben Patienten mit Gehirnschädigungen, die auf Kupfer zurückzuführen sind, häufig Probleme, andere Muskeln zu kontrollieren, wie z. B. die der Hände. Die Handschrift kann sich verschlechtern, das Zuknöpfen von Kleidern kann schwierig werden. Manchmal kommt es zu **Koordinationsschwierigkeiten**, beispielsweise bei der Koordination beim Gehen, so dass Patienten stolpern und oft stürzen.

Ein weiteres geläufiges Symptom des Morbus Wilson mit neurologischen Auffälligkeiten wird **Dystonie** genannt. Dystonie bedeutet ein Verkrampfen oder eine Versteifung von bestimmten Muskelgruppen. Dies ist nicht auf eine Krankheit in den Muskeln zurückzuführen, sondern eher auf abnormale Impulse des Gehirns über die Nerven zu diesen Muskeln. Anfangs verhält sich diese Dystonie wie Muskelkrämpfe. Später können Finger, Zehen, Hände, Füße oder sogar ganze Gliedmaßen dauerhaft aus ihren normalen Positionen gezerrt werden. Die Dystonie kann eine Versteifung der Gesichtsmuskeln verursachen, die jener des Parkinsons ähnelt. Eine Versteifung der Mundmuskulatur kann zu unkontrollierbarem Speichelfluss führen.

Neben der Lebererkrankung und den Symptomen des Gehirns, die sich durch Bewegungsstörungen manifestieren, gibt es einen dritten häufigen Weg, auf dem sich Morbus Wilson erstmals zu erkennen gibt. Diese dritte Art der Manifestation beinhaltet **Verhaltensauffälligkeiten** (Tabelle 1), die auf erhöhte Kupferkonzentrationen in anderen Teilen des Gehirns zurückzuführen sind. Patienten bemerken möglicherweise verstärkte Konzentrationsschwierigkeiten bei Aufgaben und/oder einen Verlust des Kurzzeitgedächtnisses. Sie werden eventuell zunehmend emotional empfindlich und neigen zu Wutausbrüchen oder häufigen Weinanfällen. Es ist möglich, dass sie chronisch depressiv werden. Gelegentlich ist das Verhalten noch seltsamer, mit Verlust von sexuellen Hemmungen, manchmal einer Art von manischem Verhalten oder manifesten Halluzinationen oder Wahnvorstellungen. Schlaflosigkeit, d. h. Schwierigkeiten einzuschlafen und für ausreichende Zeiträume zu schlafen, ist ein häufiges Problem.

Es sollte jedem bewusst sein, dass jeder Patient Symptome oder Auffälligkeiten von mehr als einer dieser Hauptbereiche aufweisen kann. Für Patienten, die in naher Vergangenheit emotionale Probleme wie Wutausbrüche aufwiesen, ist die Manifestation von Symptomen wie Sprachauffälligkeiten oder Tremor häufig. Ebenso ist es sehr üblich, dass Lebertests abnormal ausfallen (z. B. erhöhte Transaminasen), wenn der Patient Auffälligkeiten des Nervensystems oder des Verhaltens aufweist.

Gelegentlich gibt es Patienten, die andere Symptome haben als die in Tabelle 1 beschriebenen drei häufigsten Manifestationsformen. Zu ihnen zählen Arthritis, besonders die Knie betreffend, oder das Ausbleiben der Menstruation, was mit Verlust von Libido (Interesse an Sex) verbunden sein kann. Doppeltsehen ist manchmal ein früh auftretendes Symptom, welches auf den Kontrollverlust der Muskeln zurückzuführen ist, die die Bewegungen der Augen koordinieren. Patienten mit Morbus Wilson weisen mit erhöhter Häufigkeit Gallen- und Nierensteine auf; manchmal ist dies eines der frühesten Zeichen. Gallen- und Nierensteine sind natürlich viel häufiger auf andere Dinge als Morbus Wilson zurückzuführen, so dass dies gewöhnlich keine weiterführende Untersuchung auslöst, es sei denn, ein Ergebnis im Rahmen der Untersuchung der Gallen- und Nierensteine bezeugt eine zugrundeliegende Lebererkrankung.

Manchmal haben Patienten epileptische Anfälle oder starke Kopfschmerzen als eines ihrer ersten Symptome. Auch hier ist Morbus Wilson kein üblicher Grund dieser Probleme, so dass sie bezüglich der Diagnose nicht sehr hilfreich sind.

Bei der Erläuterung der Symptome ist es wichtig hervorzuheben, dass jedes Symptom mehrere Jahre lang allein auftreten kann. Ein Patient kann sich z. B. mit einer ein bis zwei Jahre zurückreichenden Geschichte von Tremor vorstellen, ohne eine der anderen beschriebenen Auffälligkeiten oder Symptome des Nervensystems aufzuweisen. Oder eine der Verhaltensauffälligkeiten geht allem zwei oder drei Jahre voraus. Und natürlich mag es Patienten mit Symptomen der Lebererkrankung geben, die sich ohne Probleme des Nervensystems oder des Verhaltens vorstellen.

Es ist wichtig zu verstehen, dass über einen längeren Zeitraum auftretende Symptome, sagen wir solche, die bei der Vorstellung mehr als fünf Jahre zurückreichen, normalerweise nicht auf Morbus Wilson zurückzuführen sind. Die Sprachauffälligkeit des Morbus Wilson sollte z. B. nicht mehr als einige Jahre zurückreichen, um dem Morbus Wilson zuzuschreiben zu sein. Eine lebenslange Sprachstörung wird nicht durch Morbus Wilson bedingt sein. Dies gilt ebenso für alle anderen Symptome und Auffälligkeiten des Nervensystems und des Verhaltens. Ein Patient, der seit früher Kindheit an chronischen Depressionen leidet und jetzt 25 Jahre alt ist, wird die Depression nicht aufgrund von Morbus Wilson

haben. Nach unseren Erfahrungen sind – mit der Ausnahme von
Hepatitisanfällen – mit größter Wahrscheinlichkeit alle mehr als
fünf Jahre zurückreichende Symptome nicht durch Morbus Wilson bedingt.

Ein weiterer hervorzuhebender Punkt ist, dass das Alter des
Patienten ein wichtiger Faktor beim Erwägen von Morbus Wilson als möglicher Diagnose ist. Morbus Wilson manifestiert sich
hauptsächlich in der zweiten und dritten Lebensdekade und fast
immer vor dem 50. Lebensjahr. Viele der Erkrankungen, mit denen er verwechselt wird, beginnen zu einem späteren Zeitpunkt
im Leben. Krankheiten, wie z. B. Parkinson oder eine durch andere Krankheiten bedingte Zirrhose, werden bezeichnenderwei-
se nach dem 50. Lebensjahr auffällig. Es ist daher äußerst wichtig,
Morbus Wilson bei jungen Patienten in Betracht zu ziehen, besonders im Teenager- oder frühen Erwachsenenalter – selbst bis hin
zum mittleren Alter. Ziehen Sie Morbus Wilson bei diesen »jüngeren« Patienten in Erwägung, wenn es keine andere gute Erklärung
für ihre Symptome gibt.

Symptome, die *nicht* bei Morbus Wilson auftreten

Störungen der Empfindung sind nicht Teil des Bildes von Ner-
vensystemsstörungen bei Morbus Wilson. Dies bedeutet, dass
Symptome von Taubheit, Kribbeln oder andere Manifestationen
des Verlusts oder Störungen des Tastsinns *nicht* Teil von Morbus
Wilson sind, während sie bei anderen Erkrankungen des Nervensystems, z. B. Multiple Sklerose, vorkommen. Das Auftreten von
Empfindungsauffälligkeiten ist also ein nützlicher Indikator, um
einige Erkrankungen des Nervensystems von Morbus Wilson zu
unterscheiden.

Schwäche ist eine weitere Art von Störung des Nervensystems,
die nicht Teil von Morbus Wilson ist. Bei Morbus Wilson sind
die Muskeln nicht schwach. Das Problem bei Morbus Wilson liegt
in der Koordination der Muskeln. Das Vorkommen von Muskel-

schwäche als ein bedeutender Teil des Krankheitsbilds weist also darauf hin, dass die Krankheit *nicht* Morbus Wilson ist.

Weitere Auffälligkeiten der Krankheit

Wie zuvor erwähnt, können die Veränderungen der Leber zufällig bei der Untersuchung eines anderen Problems des Patienten festgestellt werden. So können z. B. Erhöhungen der Transaminasen bei Routineblutuntersuchungen als Teil eines Check-ups auffallen. Es obliegt selbstverständlich dem Arzt, genauer zu ermitteln, warum die Transaminasen erhöht sind. Tut der Arzt dies nicht, sollte der Patient entweder von diesem oder einem anderen Arzt eine Antwort fordern.

Eine andere Möglichkeit ist, dass eine Computertomographie (CT) oder eine Magnetresonanztomographie (MRT) des Bauchraums eine veränderte Leber gezeigt hat. Bei Ultraschalluntersuchungen zeigt die Leber des Morbus Wilson häufig Auffälligkeiten oder sie erscheint bei anderen Arten von Bildgebungen klein und geschrumpft. Eine veränderte Leber kann auch während eines chirurgischen Eingriffs im Abdomen entdeckt werden, der aufgrund einer anderen Erkrankung durchgeführt wird.

Ein anderer Weg, auf dem die Krankheit hin und wieder entdeckt wird, ist durch die Beobachtung eines **Augenarztes** von Kupferringen im Augen, **Kayser-Fleischer-Ringe** genannt. Dieser Beobachtung sollte immer strengstens nachgegangen werden, da sie fast immer auf Morbus Wilson hinweist. Manchmal gibt es Verwirrungen bezüglich der Ringe. Einige Menschen denken, sie könnten in ihren Augen durch einfaches Hinsehen entdeckt werden, z. B. durch einen Blick in den Spiegel. Dies ist gelegentlich möglich, aber um über das Vorkommen dieser Ringe absolut sicher zu sein, muss ein Augenarzt das Auge mit einem Instrument, der so genannten **Spaltlampe**, untersuchen.

Eine weitere Art, wie die Krankheit entdeckt werden kann, ist schließlich durch die Diagnose bei einem Verwandten. Dies ist be-

sonders relevant, wenn die Diagnose bei einem Geschwisterteil gestellt wurde, denn das Risiko ist, wie zuvor erwähnt, mit 25% sehr
hoch. Es ist sehr wichtig, dass Geschwister eines neu diagnostizierten **betroffenen** Patienten getestet werden, da sie sehr effektiv
vorbeugend behandelt werden können. Die Risiken von anderen
Verwandten eines neu diagnostizierten Patienten, Morbus Wilson
zu haben, sind 1 zu 200 für Kinder, 1 zu 600 für Nichten und Neffen und 1 zu 800 für Cousinen und Cousins. Screening-Verfah-
ren für Geschwister und andere Familienmitglieder werden im folgenden Kapitel beschrieben.

Kapitel 5

Die erste Phase zur Verifizierung der Diagnose:
Screening-Tests für Morbus Wilson
und deren Interpretation

Nehmen wir an, dass Symptome, wie sie in Kapitel 4 beschrieben wurden, oder ein auffälliger Laborbefund oder eine Morbus-Wilson-Diagnose bei einem Verwandten die Fragen aufgeworfen haben, ob jemand Morbus Wilson hat oder nicht. Es gilt dann, Screening-Tests durchzuführen, um herauszufinden, ob Morbus Wilson vorliegt. Nutzen Sie Tabelle 2 als Übersicht, um die Anwendung der verschiedenen Tests verfolgen zu können.

Nützliche Screening-Tests

Einer der nützlichsten Screening-Tests ist die Messung des **24-Stunden-Urinkupfers**. Es ist dabei zu beachten, dass einige technische Bedingungen erfüllt werden müssen, um diesen Test korrekt durchführen zu können. Ist eine medizinische Einrichtung nicht gewohnt, derartige Tests häufig durchzuführen, könnten ihre Messgeräte und/oder die Qualifikation des mit dem Test beauftragten Technikers nicht angemessen sein. Bei einer auch nur minimalen Verschmutzung der Sammelbehälter kann der Urin fälschlich erhöhte Kupferkonzentrationen aufweisen. Viele Institutionen schicken diese **Proben** in Labore, die solche häufiger analysieren. Dies hat den Vorteil, dass man sichergehen kann, dass die Probe von einem erfahrenen Labor ausgeführt wird. Ein Nachteil könnte jedoch sein, dass das Fehlerrisiko durch eine lange Untersuchungskette erhöht wird. Kurz gesagt: 24-Stunden-Urinkupfer-Tests werden von Laboren nicht routinemäßig durchgeführt, so dass Patient und Arzt auf die Genauigkeit und Gültigkeit des durchgeführten Tests achten müssen. In Kapitel 11 werden einige medizinische Einrichtungen vorgeschlagen, die diese Proben routinemäßig untersuchen.

Die Ergebnisse des 24-Stunden-Urinkupfer-Tests können wie folgt interpretiert werden (Tabelle 2). Die tägliche Kupferausscheidungsmenge eines normalen Erwachsenen beträgt 20–50 Mikrogramm (μg). Die für Morbus Wilson diagnostische Menge beträgt 100 μg und mehr. Die Deutung von Werten über 100 muss jedoch mit Vorsicht geschehen. Wie bereits darauf hingewiesen wurde, müssen Sammlung und Probe korrekt erfolgen. Verschmutzungen oder eine misslungene Probe können zu ungültigen Ergebnissen führen. Vorsicht sollte ebenfalls gewahrt werden, wenn der Patient seit längerem (mehr als einem Jahr) an einer Lebererkrankung leidet und diese zu einer Obstruktion im Gallensystem geführt hat. Dies kann zu einem falschen positiven Ergebnis führen (Tabelle 2), d. h. zu einem hohen Urinkupferwert, der nicht im Zusammenhang mit Morbus Wilson steht. (Eine Gallenwegsobstruktion verursacht normalerweise Gelbsucht oder eine Gelbfärbung der Haut und des weißen Teils der Augen).

Manchmal taucht die Frage auf, ob alle Wilson-Patienten erhöhte 24-Stunden-Urinkupferwerte aufweisen. Die Antwort lautet, dass alle Patienten mit Symptomen von Morbus Wilson einen erhöhten 24-Stunden-Urinkupfer von über 100 μg haben – vorausgesetzt die Probe ist auf gültige Weise durchgeführt. Dies mag nicht der Fall sein, wenn der Patient auch nur eine kurze Behandlung mit einem **entkupfernden Medikament** wie **Penicillamin**

Tabelle 2: Screening-Tests für Morbus Wilson

> Dieses Symbol bedeutet »mehr als«
< Dieses Symbol bedeutet »weniger als«

SEHR NÜTZLICHE TESTS				
	Normal	Symptomatische Patienten	Präsymptomatische Patienten	Träger
24-Stunden-Urinkupfer (μg)	20–50	>100	>65	<85
Kayser-Fleischer-Ringe	Keine	Vorhanden bei neurologischen und psychiatrischen Patienten. Bei 50% der hepatischen Patienten vorhanden.	Vorhanden bei 35%	Keine
TESTS VON BEGRENZTER NÜTZLICHKEIT				
Coeruloplasmin im Blut (mg/100ml Blut)	20–35	Oft unter 10 15% werden 20–30 haben	Oft unter 10 15% werden 20–30 haben	80%>20 20%<20
WARNUNGEN				
		Fälschlich positiv	Fälschlich negativ	
24-Stunden-Urinkupfer (μg) erhöht		Chronische obstruktive Lebererkrankung	25% der präsymptomatischen Patienten	
Kayser-Fleischer-Ringe		Chronische obstruktive Lebererkrankung	Nicht neurologische Wilson-Patienten	
Coeruloplasmin im Blut (mg/100 ml Blut) erniedrigt		20% der Träger	15% der Patienten	

erhalten hat, und das Medikament dann abgesetzt wurde. Es gibt einen signifikanten Zeitraum, während dessen Urinkupfer kein guter Indikator für Kupfer im Körper ist, da es fälschlicherweise niedrig sein kann.

Die oben genannten Werte gelten wahrscheinlich für Kinder über zehn Jahren. Es gibt nicht viele Erfahrungen mit jüngeren Kindern, aber bei einem Wert von 75 μg pro 24 Stunden für Kinder unter zehn Jahren sollte Morbus Wilson angenommen werden, bis ein Gegenbeweis vorliegt.

Ist der untersuchte Patient **betroffen** aber **präsymptomatisch**, ist das 24-Stunden-Urinkupfer nicht immer über 100 μg (Tabelle 2). Zeigt der Patient keine Lebererkrankung oder Symptome des Nervensystems, sondern ist er in dem so genannten präsymptomatischen Stadium der Krankheit, ist das Urinkupfer nur bei ca. 75% der Patienten über 100 μg erhöht. Die anderen 25% der präsymptomatischen Patienten haben ein nur leicht erhöhtes Urinkupfer in der Größenordnung von 65–100 μg. Die letztgenannten Werte können nicht als Beweis für Morbus Wilson genutzt werden, da auch Personen, die **Träger** sind, d. h. nur ein Exemplar des **Wilson-Gens** haben, leicht erhöhte 24-Stunden-Urinkupferwerte haben können, bis zu ungefähr 85 μg (Tabelle 2). In diesem Bereich der Überschneidung müssen andere Untersuchungen durchgeführt werden, um zu klären, ob der Patient ein Träger oder Betroffener der Krankheit ist (siehe nächstes Kapitel).

Kurzum ist die Messung des 24-Stunden-Urinkupfers eine extrem nützliche Screening-Methode für Morbus Wilson. Hat der erwachsene Patient einen erheblich unter 100 μg liegenden Urinkupferwert und ist symptomatisch, sind die Symptome nicht auf Morbus Wilson zurückzuführen. Ist der Wert über 100 μg und die Probe korrekt, hat der Patient höchst wahrscheinlich Morbus Wilson (siehe nächstes Kapitel).

Der zweite sehr nützliche Screening-Test ist eine Untersuchung der Augen nach den zuvor erwähnten Kayser-Fleischer-Ringen.

Dies sind Kupferablagerungen in der Hornhaut der Augen, die von einem Augenarzt mit einem speziellen Instrument, der Spaltlampe, festgestellt werden können. Von großem Wert ist dieser Test bei Patienten, die sich mit Symptomen des Nervensystems oder Verhaltensauffälligkeiten vorstellen. Von diesen Patienten haben 99,5 % Kaiser-Fleischer-Ringe (Tabelle 2). Nur in den seltensten Fällen hat ein Patient mit Symptomen des Nervensystems, die durch Morbus Wilson bedingt sind, keine Kayser-Fleischer-Ringe. Selten ist auch der entgegengesetzte Fall, wo der Patient zwar die Ringe aber nicht Morbus Wilson hat. Daher gilt für den praktischen Gebrauch: Weist der Patient Symptome des Nervensystems oder Verhaltensauffälligkeiten auf, die mit Morbus Wilson in Verbindung gebracht werden, und hat er keine Kayser-Fleischer-Ringe, sind die Symptome höchst wahrscheinlich nicht auf Morbus Wilson zurückzuführen. Sind die Kayser-Fleischer-Ringe vorhanden, handelt es sich mit fast aller Wahrscheinlichkeit um Morbus Wilson.

Eine Untersuchung auf Kayser-Fleischer-Ringe ist bei einer **Lebermanifestation** oder im präsymptomatischen Stadium der Krankheit weniger nützlich (Tabelle 2). Vielleicht nur rund die Hälfte der Patienten mit Lebermanifestation und um die 35% der präsymptomatischen Patienten haben Kayser-Fleischer-Ringe. Sind daher Ringe vorhanden, sind sie ein hilfreicher Hinweis auf die Diagnose von Morbus Wilson bei diesen Patienten. Fehlen sie jedoch, schließt dies die Krankheit keineswegs aus.

Der dritte angewendete Screening-Test und derjenige, der von den meisten Ärzten zuerst benutzt wird, ist die Messung des **Coeruloplasmins** (Cp) im Blut (Tabelle 2). Die Konzentration dieses kupferhaltigen Proteins im Blut ist bei Morbus Wilson üblicherweise niedrig. Die normale Konzentration beträgt 20–35 mg/dl. Viele Wilson-Patienten haben Werte von unter 10, während andere Werte im Bereich 10–20 haben und einige wenige (ca. 15%) im Bereich 20–30. Wird ein Wert unter 5 mg/dl festgestellt, ist dies ein ziemlich deutlicher Hinweis darauf, dass dieser Patient Morbus Wilson hat. Jedoch können **Träger** eines der Exemplare des Wilson-Gens auch niedrige Werte aufweisen (Tabelle 2), typischerweise im Bereich 10–20, aber gelegentlich auch so niedrig wie im Bereich 3–5. Aus diesem Grund sollte ein niedriger Cp-Wert ausschließlich zur Bekräftigung eines Verdachts auf Morbus Wilson verwendet werden. Ist das Coeruloplasmin niedrig, erhöht das den Verdacht. Sollte das Coeruloplasmin nicht niedrig sein, verringert dies den Verdacht. Wie zuvor erklärt wurde, können gewisse Faktoren die Konzentration von Coeruloplasmin mehr als normal erhöhen; dies könnte dazu führen, dass das Coeruloplasmin höher ist, als es sonst bei Wilson-Patienten sein würde. Zu diesen Faktoren zählen jegliche Art von Hormonbehandlungen, inklusive Antibabypillen, sowie entzündliche Erkrankungen. Sogar die Leberentzündung bei Morbus Wilson kann dazu führen, dass das Coeruloplasmin höher als sonst bei Morbus Wilson üblich ist. Eines sollte jedoch bedacht werden: Selbst wenn jegliche der oben genannten Faktoren zutreffen, werden keine erhöhten Cp-Werte beim Morbus Wilson gefunden. Ist der Wert daher hoch bis normal (30–35) oder höher als normal (über 35), spricht dies gegen die Diagnose.

Weniger nützliche Screening-Tests

Über die Jahre wurden eine Reihe von Tests eingeführt, die meines Erachtens nicht sehr nützlich sind. Einer dieser wird **Penicillamin-Provokationstest** genannt. Hierbei wird eine Dosis von Penicillamin verabreicht und die daraufhin ausgeschiedene Menge von Urinkupfer gemessen. Der Grundgedanke ist, dass die vorhandene Menge des Kupfers, die im Urin ausgeschieden werden kann, bei Wilson-Patienten höher als bei normalen Menschen ist. Dies trifft zwar zu, doch wurde der Test nie richtig standardisiert. Vor allem problematisch ist die Tatsache, dass auch Träger gegenüber Nicht-Trägern vergleichsweise erhöhte Konzentrationen an

Urinkupfer ausscheiden können. Die zuvor beschriebene einfache Messung von basalem Urinkupfer (der 24-Stunden-Urinkupfer-Test) ist meiner Meinung nach eine bessere Art, auf Morbus Wilson zu testen.

Ein anderer Test, der vorgeschlagen wurde, ist der **Radiokupfertest**. Bei diesem Test wird eine Dosis von radioaktivem Kupfer verabreicht und die Menge des im Blut vorhandenen radioaktiven Kupfers nach 24 oder 48 Stunden bestimmt. Der Grundgedanke ist, dass der Großteil des 24–48 Stunden später im Blut erscheinenden radioaktiven Kupfers von der Leber in das Coeruloplasmin-Molekül integriert wurde. Da Wilson-Patienten nicht so viel Coeruloplasmin wie andere Menschen produzieren, ist bei Morbus Wilson die Menge des radioaktiven Kupfers zum 24- und 48-Stunden-Zeitraum erniedrigt. Die Kritik an diesem Test ist die gleiche wie am Penicillamin-Provokationstest. Testergebnisse von Trägern des Wilson-Gens überschneiden sich mit denen von betroffenen Personen. Er ist daher ein unzuverlässiger Test für eine Diagnose. Genau wie der Cp-Wert kann er zur Bekräftigung des Verdachts auf Morbus Wilson genutzt werden.

Die nächste Phase nach positiven oder verdächtigen Screening-Tests

Deuten Screening-Tests die Möglichkeit von Morbus Wilson an, ist es wichtig, diesen Hinweis weiter zu verfolgen und die diagnostischen Schritte fortzuführen, wie sie im folgenden Kapitel beschrieben werden.

Kapitel 6

Die abschließende Phase
zur Verifizierung der Diagnose

Waren die in Kapitel 5 beschriebenen Screening-Tests positiv oder lassen sie einen Verdacht zu, wird dieses Kapitel helfen zu ermitteln, welche Schritte für eine endgültige Diagnose zu verfolgen sind. Der Leser sollte sich darüber im Klaren sein, dass in einigen Fällen die in diesem Kapitel beschriebenen Vorgehensweisen die Diagnose ausschließen werden, während sie in anderen die Diagnose unter Beweis stellen.

Das definitive (fast immer endgültige) Hilfsmittel für die Entscheidung, ob ein Patient Morbus Wilson hat oder nicht, ist eine **Leberbiopsie** mit einer Nadel: das Entnehmen eines kleines Stückchens der Leber durch eine Nadel und das anschließende Messen der quantitativen Kupfermenge im Lebergewebe. Es ist zu beachten, dass in einigen Fällen eine endgültige Diagnose auch ohne eine Leberbiopsie gemacht werden kann. Diese Fälle sollen zuerst beschrieben werden. Dann werden wir dazu übergehen, wie eine Leberbiopsie – wenn sie denn gemacht wurde – zu interpretieren ist, um eine endgültige Diagnose zu stellen.

An dieser Stelle sei angemerkt, dass viele Patienten und Ärzte von der Nutzung von **DNA zur Diagnose** gehört haben werden und sich vielleicht fragen, ob nicht eine DNA-Diagnose der beste Weg zu einem endgültigen Ausschluss oder einer Bestätigung von

Morbus Wilson sei. Es stimmt zwar, dass das Wilson-**Gen** geklont wurde – was bedeutet, dass es identifiziert und isoliert wurde – doch das Problem bei der Anwendung für die praktische Diagnose ist, dass es eine sehr große Zahl von **Mutationen** im Gen gibt, die die Krankheit hervorrufen können. Dieser Umstand macht es unmöglich, einen einfachen DNA-Test für eine Mutation zu entwickeln, da der Test dutzende von Mutationen bewerten müsste, um nützlich zu sein. Das bedeutet also, dass DNA-Analysen für Mutationen zur Zeit weder zur Diagnose einer betroffenen Person noch der eines Trägers verwendet werden können.

Bei Kaukasiern der USA z. B. macht die häufigste Mutation ungefähr ein Drittel aller Mutationen aus. Dies heißt, dass nur rund 10% der Patienten zwei Exemplare dieser Mutation haben werden. (Dies wird durch die Multiplikation von $1/3 \times 1/3$ errechnet, um die Wahrscheinlichkeit zu ermitteln, mit der ein bestimmter US-Kaukasier zwei Exemplare dieser Mutation aufweist; das Ergebnis ist ca. 10%). Ca. 40% haben ein Exemplar dieser Mutation und ca. 50% haben kein Exemplar. Man muss natürlich Mutationen in beiden Exemplaren des Wilson-Gens bestimmen, um auf diese Art die Diagnose zu stellen; die Analyse dieser Mutation ermöglicht lediglich eine Ermittlung von 10% aller Mutationen. Die nächst häufigste Mutation stellt nur einen kleinen Prozentsatz von Mutationen dar; danach folgen eine ganze Reihe, die nur 1% oder weniger der Mutationen in der Bevölkerung ausmachen. Wenn man also DNA-Tests verwenden wollte, müsste man eine Methode für weit mehr als 100 verschiedene Mutationen aufstellen, um 95% oder mehr der Patienten akkurat zu bewerten. Dies ist beim heutigen Stand der Technologie praktisch schwer umsetzbar. Daher müssen wir immer noch auf Kupfertechnologie zurückgreifen, um die Diagnose zu stellen. Dies ist an sich keine schlechte Sache, da die Kupfertechnologie allgemein ziemlich gut und genau ist.

Situationen, in denen eine Leberbiopsie zur endgültigen Diagnose nicht benötigt wird

Obgleich wir in diesem Abschnitt Situationen beschreiben, in denen eine Leberbiopsie zur Diagnose von Morbus Wilson nicht nötig ist, kann Ihr Arzt dennoch eine derartige Untersuchung durchführen wollen, z. B. um Ihren Leberstatus zu bewerten; dieser medizinische Rat sollte befolgt werden. Benutzen Sie Tabelle 3, um der Diskussion besser folgen zu können.

Tabelle 3: Situationen, in denen keine Leberbiopsie zur abschließenden Diagnose eines Vorhandenseins oder Nichtvorhandenseins von Morbus Wilson nötig ist

Der Patient hat Morbus Wilson
Kayser-Fleischer-Ringe und einen Urinkupferwert von über 100 µg pro 24 Stunden ohne eine chronische obstruktive Lebererkrankung
Morbus Wilson bei einem Geschwisterteil diagnostiziert und einen Urinkupferwert von über 100 µg pro 24 Stunden ohne eine chronische obstruktive Lebererkrankung
Lebererkrankung, jedoch nicht chronisch obstruktiv, Urinkupferwert von über 100 µg pro 24 Stunden und einen Cp-Wert von weniger als 10 mg/dl
Der Patient hat nicht Morbus Wilson
Urinkupferwert von weniger als 50 µg pro 24 Stunden (wenn 15 Jahre alt oder älter)

Situationen, in denen der Patient Morbus Wilson hat

Hat ein Patient **Kayser-Fleischer-Ringe** und einen **Urinkupfer-wert** von über 100 μg pro 24 Stunden sowie keine lang anhaltende (länger als ein Jahr andauernde) obstruktive **Lebererkrankung**, ist die Diagnose für Morbus Wilson gestellt und keine Leberbiopsie vonnöten.

Eine zweite Situation, in der keine Leberbiopsie nötig ist, liegt vor, wenn bei einem Geschwisterteil die Diagnose gemacht wurde, und die untersuchte Person einen erhöhten Urinkupferwert von über 100 μg pro 24 Stunden aufweist.

Wurde der Patient mit einer Lebererkrankung auffällig und hat einen Urinkupferwert von über 100 μg pro 24 Stunden (ohne Vorkommen einer langanhaltenden Lebererkrankung) und einen **Cp-Wert** von weniger als 10 mg/dl, kann die Diagnose als erstellt betrachtet werden.

Situationen, in denen der Patient *nicht* Morbus Wilson hat

Fällt ein Patient durch manifestierende Symptome des Nervensystems wie **Bewegungsstörungen** oder psychiatrische Symptome auf, die vielleicht auf Morbus Wilson zurückzuführen sein könnten, hat aber keine Kayser-Fleischer-Ringe und einen normalen Urinkupferwert (weniger als 50 μg pro 24 Stunden), so hat er nicht Morbus Wilson und es wird keine Leberbiopsie benötigt.

Ist die untersuchte Person Bruder oder Schwester eines Wilson-Patienten, hat aber einen normalen Urinkupferwert von 50 μg pro 24 Stunden oder weniger, so hat diese Person nicht Morbus Wilson. Im folgenden Fall sei jedoch Vorsicht geboten: Ist der Patient ein Kind unter 15 Jahren, sollte das Urinkupfer noch einmal im 15. Lebensjahr gemessen werden, um auszuschließen, dass der Patient zuvor zu jung war, um genügend Kupfer für einen positiven Urinkupfer-Test angesammelt zu haben.

Und weist ein Patient eine Lebererkrankung bei einem fast normalen Urinkupferwert von 60 μg oder weniger pro 24 Stunden auf, so hat der Patient ebenfalls nicht Morbus Wilson.

Diagnose des Morbus Wilson durch eine Leberbiopsie

Erbringen die zuvor beschriebenen Tests kein endgültiges Ergebnis und bestehen noch Zweifel bezüglich der Möglichkeit einer Morbus-Wilson-Diagnose, kann in den meisten Fällen eine endgültige Antwort durch eine Nadelbiopsie der Leber mit quantitativer Messung des Kupfers erhalten werden. Dabei ist es wichtig, dass das **Leberkupfer** quantitativ gemessen werden muss. Häufig werden diese Biopsien versehentlich nur in eine pathologische Abteilung geschickt, wo eine »**Kupferfärbung**« durchgeführt wird. Zwar kann die Kupferfärbung bei vielen Wilson-Patienten positiv sein, doch bei vielen Patienten, die eigentlich Morbus Wilson haben, mag sie auch oft fälschlicherweise negativ sein. Dies geschieht, da sich für eine positive Kupferfärbung das Kupfer in der Zelle in ausreichender Menge portioniert oder angehäuft haben muss, um eine positive Färbung zu ergeben. Ist das Kupfer in der Zelle weit zerstreut, so ist dessen Konzentration möglicherweise an keiner Stelle ausreichend, um eine positive Färbung zu ergeben. Daher sollte eine negative Kupferfäbung nicht zum Ausschluss der Morbus-Wilson-Diagnose verwendet werden. Das Leberkupfer muss quantitativ gemessen werden.

Bezüglich der quantitativen Probe sei hervorgehoben, dass die bei der Nadel-Leberbiopsie gewonnene Gewebemenge relativ klein ist. Man braucht ein erfahrenes Labor, das technisch auf dem neuesten Stand ist, um mit dieser kleinen Leberprobe richtig umzugehen und um daraus eine verlässliche Messung des Leberkupfers zu erhalten. Der Arzt muss von der Verlässlichkeit des Labors, an das die Probe geschickt wird, überzeugt sein. In Kapitel 11 werden eine Reihe solcher Einrichtungen aufgeführt.

Die normale Kupferkonzentration in der Leber beträgt 20–50 µg pro Gramm Trockengewicht des Lebergewebes. Für eine Morbus-Wilson-Diagnose sollte das Leberkupfer über 200 µg pro Gramm Trockengewicht sein. Alle **betroffenen**, nicht behandelten Patienten, inklusive **präsymptomatische** Patienten, weisen Werte von über 200 µg auf. **Träger** mit einem Exemplar des Wilson-Gens haben häufig leicht erhöhte Leberkupferwerte, aber niemals mehr als ca. 125 µg pro Gramm Trockengewicht. Bei der Interpretation des Leberkupferwertes ist jedoch zu berücksichtigen, dass langjährige Lebererkrankungen zu erhöhtem Kupfer führen können, insbesondere wenn eine Obstruktion im Gallensystem aufgetreten ist. Bei den meisten Wilson-Patienten jedoch stellt dies kein Problem bei der Beurteilung des Kupferwertes der Leberbiopsie dar, obwohl bei ihnen die Leber beteiligt ist.

Gibt es an dieser Stelle Schwierigkeiten bei der Beurteilung, ob der Patient Morbus Wilson hat – z. B. bei der Frage einer länger andauernden obstruktiven Lebererkrankung – sollte am besten eines der in Kapitel 11 erwähnten Zentren kontaktiert werden, um weitere Hilfe zur Diagnosestellung zu erhalten.

Kapitel 7

Einführung in die entkupfernde Medikation

Die moderne Behandlungsmethode des Morbus Wilson hat sich weiterentwickelt seit den Zeiten, als Patienten nach der Diagnose einfach mit **Penicillamin** behandelt wurden. Penicillamin ist nicht länger das Standard-Medikament für jegliches Stadium des Morbus Wilson (obgleich noch immer gemeinhin von Ärzten verabreicht, die sich nicht mit Morbus Wilson auskennen) und ist in einigen Fällen schlichtweg gefährlich. Zur Zeit empfehlen wir unterschiedliche Herangehensweisen für die Initialbehandlung von Patienten mit Beschwerden des Nervensystems, der Leber und von **präsymptomatischen** Patienten. Alle Empfehlungen zur Initialtherapie werden in Kapitel 8 dargestellt, in Kapitel 9 wird die langfristige (Erhaltungs-)Therapie erläutert. Zuvor sollten wir jedoch die **entkupfernden Medikamente** vorstellen und beschreiben; dies erfolgt in diesem Kapitel.

Zink

Die entkupfernde Wirkung von **Zink** erklärt sich durch seine Blockierung der Kupferabsorption im Darmtrakt. Zink blockiert die Kupferabsorption, da es die Synthese von großen Mengen eines Proteins, **Metallothionein,** im Darmtrakt verursacht. Metallothionein bindet sich an Kupfer und verhindert seine Überführung vom Darmtrakt ins Blut. Wenn Darmzellen, die eine Lebensspanne von ungefähr sechs Tagen haben, sterben, werden sie in den Darm abgeschilfert. Dann werden sie zusammen mit dem Kupfer, das sie enthalten, über den **Stuhl** ausgeschieden. Daher erhöht sich bei Zinkgabe die Kupfermenge im Stuhl; dies ist ausreichend, damit Wilson-Patienten allmählich ihr Kupfer abgeben können.

Ich werde oft gefragt, ob Zink nur die Absorption von neuem Kupfer blockiert und deshalb den Überschuss des schon im Körper des Wilson-Patienten angesammelten Kupfers nicht abbauen kann? Die Antwort ist ja: Zink kann auch den Körper von schon angesammeltem Kupfer befreien. Dies ist möglich, da eine erhebliche Menge Kupfer in Speichel und Magensäften abgesondert wird. Zink blockiert die Wiederaufnahme dieses »alten« Kupfers genauso, wie es die Absorption von »neuem« Nahrungskupfer blockiert. Auf diese Weise verliert der Körper allmählich Kupfer, da die Speichel- und Magensekrete ständig Kupfer aus Beständen im Körper, wie z. B. in der Leber, ziehen.

Es muss jedoch beachtet werden, dass die entkupfernde Wirkung von Zink im Vergleich zu anderen entkupfernden Medikamenten eher langsam einsetzt. Unserer Einschätzung nach braucht Zink vier bis sechs Monate, um in einem neu diagnostizierten, symptomatischen Patienten die Kupfer-Toxizität unter Kontrolle zu bringen. Daher empfehlen wir es normalerweise nicht für die **Initialtherapie** von symptomatischen Patienten. Wir empfehlen es jedoch als Initialtherapie bei präsymptomatischen Patienten, da in diesen Fällen die Kupfer-Toxizität noch nicht klinisch offensichtlich ist.

Um wirksam zu sein, muss Zink in korrekten Dosen richtig eingenommen werden. Da Substanzen in der Nahrung und in einigen Getränken Zink binden und seine Absorption in die Darmzelle verhindern, ist es wichtig, Zink nur mit Wasser einzunehmen und dies mindestens eine Stunde getrennt von jeglicher Nahrung und anderen Getränken. Die empfohlene Dosis für Erwachsene beträgt 50 mg elementares Zink (50 mg Zink, nicht 50 mg eines Zinksalzes), dreimal täglich eingenommen. Bei Kindern empfehlen wir zweimal täglich 25 mg bis zum 6. Lebensjahr, dann dreimal täglich 25 mg bis zum 16. Lebensjahr oder bis zu einem Körpergewicht von 57 kg, und dann die Erwachsenendosis von dreimal täglich 50 mg.

Es ist von gewisser Bedeutung, was für ein Zinksalz verwendet wird. Wir haben alle unsere Studien mit Zinkacetat gemacht. Die Zinkacetat-Therapie wurde vom amerikanischen Pharmakonzern Gate angenommen, der das Medikament als eine **Orphan-Therapie** (*orphan* = Waisenkind) sponserte; sie wurde 1997 von der *U.S. Food and Drug Administration* (amerikanischen Nahrungs- und Medikamentenzulassungsbehörde) als **Erhaltungstherapie** zugelassen. Der Handelsname für Zinkacetat ist **Galzin**® und es wird in Kapseln zu 25 mg und 50 mg hergestellt.[1] Das Zinksulfatsalz, das in manchen Teilen der Welt verwendet wird, wirkt sehr viel irritierender auf den Magen als das Acetatsalz; das Zinkoxidsalz ist ziemlich unlöslich und daher weniger wirksam. Es sollte auch darauf hingewiesen werden, dass Galzin® ein pharmazeutisches Produkt ist und daher strengen Vorschriften bezüglich der Gültigkeit der Zinkdosis und des Auftretens von Schadstoffen unterliegt. Rezeptfreie Zinkpräparate, die als Nahrungsergänzungsmittel für die Gesundheit verkauft werden, unterliegen nicht diesen Vorschriften.

Die einzige Nebenwirkung der Zink-Therapie ist leichte Übelkeit bei einigen wenigen Patienten. Kommt es zu dieser Nebenwirkung, so geschieht das üblicherweise mit der ersten morgendlichen Dosierung, zu einer Zeit, wo der Magen am empfindlichsten ist. Hat der Patient Schwierigkeiten mit der ersten morgendlichen Einnahme, empfehle ich, sie zwischen Frühstück und Mittag einzu-

---

[1] In Europa wird es von der Firma Orphan Europe unter dem Handelsnamen **Wilzin**® vertrieben.

nehmen anstatt sofort nach dem Erwachen. Ist Übelkeit weiterhin ein Problem, erlauben wir den Patienten, störende Dosierungen mit einer kleinen Menge Protein einzunehmen. Protein beeinträchtigt am geringsten die Wirkung von Zink auf die Darmzelle. Die von uns empfohlenen Proteinarten sind Wurst, Käse oder Wackelpudding. Es sollte jedoch kein Brot dazu gegessen werden, da Brot die Zinkabsorption beträchtlich beeinflusst. Normalerweise merken Patienten, die mit der durch Zink verursachten Übelkeit Schwierigkeiten haben, dass nach einigen Tagen bis ein oder zwei Wochen Therapie die Unverträglichkeit nachlässt und sie das Zink ohne Unwohlsein und ohne jegliches Protein nehmen können.

Alle Patienten mit Morbus Wilson sollten regelmäßig untersucht werden, um sicherzugehen, dass die Medikamente richtig wirken und der Patient sie richtig einnimmt. Zinkkontrollen bestehen aus Messungen des **24-Stunden-Urinkupfers** und -Urinzinks in drei- bis sechsmonatigen Abständen, bis sichergestellt ist, dass der Patient die Therapievorschriften einhält. Danach können die Untersuchungen jährlich durchgeführt werden, sollten aber nicht seltener erfolgen.

Eine Zink-Therapie verursacht die Ausscheidung von überschüssigem Kupfer im Stuhl, nicht im Urin. Daher spiegelt bei einer Zink-Therapie die Urinausscheidung von Kupfer die Kupferaufnahme des Körpers wider. Diese Tatsache sowie die Messungen des 24-Stunden-Urinzinks machen die Kontrolle der Zink-Therapie leichter als die aller anderen entkupfernden Therapien. Bei Therapiebeginn ist das Urinkupfer häufig hoch, geht aber nach und nach zurück. Nach 6–12 Monaten Therapie sollte der Wert bei 125 µg pro 24 Stunden oder niedriger sein. Ein Wert unter 125 µg weist auf eine relativ gute Kupferkontrolle hin. Gewöhnlich vergehen viele Therapiejahre, bis die Konzentration in den normalen Bereich von 20–50 µg pro 24 Stunden sinkt. Gehen Werte schließlich in den niedrig-normalen Bereich, ist dies ein möglicher Hinweis auf eine Überbehandlung und Beginn eines Kupfermangels. Der

erste medizinische Hinweis für eine Überbehandlung wäre Blutarmut (Anämie), die, wenn sie auf Überbehandlung zurückzuführen
ist, darauf hindeutet, dass das entkupfernde Medikament vorübergehend abgesetzt oder die Dosierung erniedrigt werden sollte.

Das 24-Stunden-Urinzink von Patienten, die mit der Erwachsenendosis von Zink behandelt werden, sollte mindestens 2 mg
pro 24 Stunden betragen. Fällt die Zinkkonzentration unter diesen Wert, ist dies ein Hinweis, dass der Patient seine Medikamente
nicht angemessen oder nicht richtig (von Mahlzeiten getrennt) einnimmt. Bei schlechter **Einhaltung der Einnahmevorschriften**
(*compliance*) (d. h. wenn das Medikament gar nicht oder nicht richtig genommen wird) sinkt das Urinzink schnell ab, üblicherweise innerhalb von zwei bis drei Wochen. Daher ist es ein schneller
Hinweis auf eine unzureichende Einhaltung der Einnahmevorschriften. Das Urinkupfer andererseits wird erst nach mehreren
Monaten mangel- oder fehlerhafter Einnahme steigen, so dass es
sich um einen späten Problem-Indikator handelt.

Diese Kombination der Messungen von 24-Stunden-Urinkup-
fer und -Urinzink ist hervorragend zur Kontrolle der Zink-Therapie geeignet. Ist das Urinzink nicht so hoch wie es sein sollte, sind
Patient und Arzt vorgewarnt, dass Probleme mit dem Kupferhaushalt auftreten könnten.

Wenn es richtig eingenommen wird, wirkt Zink umfassend bei
der Regulierung des Kupfers. Nach und nach wird das Kupfer im
Körper gesenkt und eine erneute Ansammlung von Kupfer verhindert. Ich empfehle es als erste Wahl für die Erhaltungstherapie
sowie für einige andere Zwecke, die später erläutert werden.

Trientine

Trientine wird unter dem Handelsnamen **Syprine**® vom Pharmaunternehmen Merck vertrieben und ist von der *U.S. Food and Drug*

Administration (amerikanischen Nahrungs- und Medikamentenzulassungsbehörde) nur als Ersatz für Penicillamin bei Patienten zugelassen, die Penicillamin nicht vertragen.[2] Meines Erachtens geht
sein Nutzen jedoch darüber hinaus; meine Empfehlungen für den
Gebrauch dieses Wirkstoffs spiegeln diese Überzeugung wider.

Trientine fungiert als Kupferchelatbildner. Dies bedeutet, dass
es sich an Kupfer bindet und seine Ausscheidung in erhöhten
Mengen im Urin verursacht. Es gibt einige wenige Hinweise darauf, dass es auch die Kupferausscheidung im Stuhl erhöht. Es hat
zwei Vorteile im Vergleich zu dem ebenfalls chelatbildenden Penicillamin. Erstens ist es weniger giftig und zweitens ist es ein
sanfteres Medikament als Penicillamin, da es weniger aggressiv
bei der Kupfermobilisierung aus Gewebeeinlagerungen zur Ausscheidung im Urin wirkt. Dies ist ein Vorteil, weil Trientine nicht
so sehr wie Penicillamin bei Patienten mit Symptomen des Nervensystems zu einer anfänglichen Verschlechterung dieser Symptome neigt. Darauf soll später eingegangen werden, wenn wir zur
Initialbehandlung von Patienten mit neurologischen Symptomen
kommen.

Von Erwachsenen wird Trientine in einer Dosierung von 1 g
pro Tag genommen, die in zwei oder vier tägliche Dosen unterteilt
werden kann (zweimal täglich eine Dosis von 500 mg oder viermal
täglich 250 mg). Es wird in Kapseln von 250 mg hergestellt.

Trientine hat einige Nebenwirkungen. Zu diesen zählen bei
einigen Patienten die Auslösung von Proteinverlust im Urin, verursacht durch eine Art Nierenschaden, gelegentlich eine unter-
drückende Wirkung auf das Knochenmark, die zu Blutarmut und
niedrigen weißen Blutkörperchen führt, sowie die Einleitung von
so genannten **Autoimmunerkrankungen**, wie Lupus erythematodes visceralis und gewissen anderen Autoimmunerkrankungen.

---

[2] In Europa ist es unter dem Handelsnamen Trientine dihydrochloride® von der
Firma Univar erhältlich.

Alle diese Nebenwirkungen sind jedoch relativ selten und kommen insgesamt bei nicht mehr als 5% der Patienten vor. Dennoch bedeutet das Vorkommen dieser möglichen Nebenwirkungen, dass Patienten unter Trientine-Therapie regelmäßig untersucht werden sollten, besonders zu Therapiebeginn, um sicherzugehen, dass keine dieser Nebenwirkungen auftritt. Wir empfehlen daher, dass während des ersten Monats wöchentliche Blutbilder und Antikörper-Suchtests erstellt werden, dann für zwei Monate alle zwei Wochen, dann monatlich, bis sechs Monate verstrichen sind und schließlich alle sechs Monate, wenn der Patient bei der Trientine-Therapie bleibt.

Obgleich die Erfahrungen mit Trientine nicht so groß sind wie mit Zink oder Penicillamin, halte ich Trientine für absolut wirksam beim Abbau des im Körper enthaltenen Kupfers und für die Verhinderung einer erneuten Kupferansammlung. Die anhaltende Wirksamkeit der Trientine-Therapie kann durch zwei Methoden kontrolliert werden. Zunächst ist ihre Wirkung auf Urinkupfer zu nennen. Kurz nach Therapiebeginn verursacht sie einen starken Anstieg des Urinkupfers; dieses kann bis zu 1000–1500 µg pro 24 Stunden betragen. Es gibt jedoch unterschiedliche Reaktionen, und eine geringere Reaktion als die zu erwartende ist *kein* Grund, die Dosis zu erhöhen. Die Kupferkonzentration im Urin nimmt während der ersten Therapiewochen ziemlich schnell ab und wird sich schließlich zwischen 200 und 700 µg pro 24 Stunden einpendeln. Solange diese Konzentrationen der Kupferausscheidung erreicht werden, wird der Patient effektiv mit Trientine behandelt. Da die Wirkung von Trientine – anders als die Wirkung von Zink – in einer Erhöhung des Urinkupfers liegt, ist der erhaltene Urinkupferwert das Ergebnis zweier unterschiedlicher Faktoren. Hierzu zählt erstens das Medikament, das die Kupferausscheidung im Urin verursacht. Und zweitens ist der steigende Kupfergehalt im Körper zu nennen, der zu mehr Kupfer im Urin führt, wenn der Patient sein Medikament nicht korrekt eingenommen und sich Kupfer im Körper angesammelt hat. Wenn man nicht sicher sein kann, dass der Patient sein Trientine eingenommen hat, ist das Auseinanderhalten dieser beiden Möglichkeiten schwierig. Ein Urinwert von 250 μg Kupfer pro 24 Stunden könnte z. B. bedeuten, dass das Medikament in einem gut »ent-kupferten« Patienten gut wirkt. Oder es könnte bedeuten, dass der Patient sein Medikament überhaupt nicht nimmt und sich die Kupferkonzentrationen erhöhen. Daher wäre es vorteilhaft, bei Therapie mit Trientine eine zweite Kontrollmethode zu nutzen, nämlich das **freie, nicht an Coeruloplasmin gebundene Serum-Kupfer.** Dabei wird eine gleichzeitige Messung von **Coeruloplasmin** (Cp) und Kupfer in derselben Blutprobe vorgenommen und für jedes Milligramm Coeruloplasmin 3 μg Kupfer vom Serum-Kupfer abgezogen. Ist z. B. das gesamte Serum-Kupfer 45 μg/100 ml Blut und das Coeruloplasmin 10 mg/100 ml, würde man 10 × 3 multiplizieren, ergibt 30, und 30 von 45 abziehen, welches 15 macht. Bei diesem Beispiel beträgt das freie, nicht an Coeruloplasmin gebundene Serum-Kupfer 15 μg/100 ml. Der Wert bei normalen Menschen liegt bei 10–15 μg/100 ml. Alles unter 25 bedeutet eine adäquate Einstellung des Morbus Wilson.

Ich empfehle die mögliche Verwendung von Trientine als Initialtherapie zusammen mit Zink für die **Lebermanifestationen;** wir untersuchen derzeit, ob es als Initialtherapie bei Patienten mit neurologischen Auffälligkeiten wirksam ist. Trientine ist meine zweite Wahl für die Erhaltungstherapie. Ich wähle Zink vor Trientine für die Erhaltungstherapie, da ersteres weniger Nebenwirkungen hat.

Penicillamin

Penicillamin wird oft als D-Penicillamin bezeichnet, da es die D-Form, im Gegensatz zur L-Form ist, die aktiv ist. Das amerikanische Pharmaunternehmen Merck stellt jedoch nur die D-Form unter dem Handelsnamen **Cuprimine**® her,[3] und im Verlauf dieses Buches werde ich es einfach als Penicillamin bezeichnen.

Penicillamin agiert als ein aggressives chelatbildendes Medikament, was bedeutet, dass es die Kupferausscheidung im Urin erheblich erhöht. Penicillamin hat zwei bedeutende Nachteile. Der eine ist seine große Zahl an Nebenwirkungen, von denen viele häufig auftreten. Interessierte können diese von ihrem Arzt in der Roten Liste unter Cuprimine nachschlagen lassen. Aufgrund der großen Zahl von Nebenwirkungen empfehle ich den Gebrauch von Penicillamin beim Morbus Wilson nicht, außer in einem besonderen Fall (sein Gebrauch kann bei Patienten in Betracht gezogen werden, die eine Transplantation erwarten).

Der zweite Nachteil von Penicillamin ist, dass, wenn es Patienten mit Symptomen des Nervensystems (neurologische Manifestation) verabreicht wird, das Risiko besteht, dass sich der Zustand von 50% der Patienten verschlechtert. Dies geschieht wahrscheinlich, weil Penicillamin das Kupfer in aggressiver Weise aus der Leber löst, wo die Kupferlager sehr groß sind, und es durch den Blutstrom spült, so dass es im Urin entfernt werden kann. Im Verlauf dieser Spülung wird das Kupfer im Gehirn vorübergehend erhöht. Wie bereits erwähnt wurde, führt dies bei etwa der Hälfte der Patienten zu verstärkten oder neuen neurologischen Symptomen. **Etwa die Hälfte der Patienten, deren Zustand sich verschlechtert, oder einer von vier ursprünglich behandelten Patienten wird sich niemals von diesen Verschlechterungen erholen.** Es gibt also ein Risiko von 1 zu 4 einer durch Medikamente verursachten Verschlechterung der neurologischen Erkrankung, die dauerhaft sein wird, wenn Patienten

---

[3] In Deutschland ist D-Penicillamin von der Firma Heyl unter dem Handelsnamen Metalcaptase® erhältlich, in Österreich von der Firma Novartis unter dem Namen Artamin® und in der Schweiz von der Firma Abbott unter dem Namen Mercaptyl®.

Penicillamin als Initialtherapie bei einer neurologischen Manifestation nehmen.

Die Dosierung von Penicillamin für Erwachsene beträgt 1 g pro Tag; wie bei Trientine kann diese in zwei oder vier tägliche Dosierungen geteilt werden. Es stehen Kapseln in der Größe von 250 mg zur Verfügung. Wird Penicillamin genommen, ist es wichtig, ebenso täglich 25 mg Vitamin B6 (Pyridoxin) zu nehmen, da Penicillamin ein Gegenspieler von Pyridoxin ist.

Wird Penicillamin verwendet, sollte auf Nebenwirkungen mit der gleichen eben diskutierten Häufigkeit wie bei Trientine untersucht werden. Um sicher zu gehen, dass Penicillamin wirksam ist, kann das Urinkupfer gemessen werden. Die Konzentrationen werden bei einer Penicillamin-Therapie sehr viel höher als bei der Therapie mit Trientine sein und bei der Initialtherapie üblicherweise einige Milligramm pro 24 Stunden betragen. Dies wird mit der Zeit allmählich nachlassen, so dass die Konzentration schließlich im Bereich von 1 mg pro 24 Stunden liegt. Wie auch bei Trientine kann das freie, nicht an Coeruloplasmin gebundene Serum-Kupfer als zweite Kontrollmethode für die Wirksamkeit getestet werden.

Ich empfehle, wie bereits erläutert, die Behandlung von Morbus Wilson mit Penicillamin nicht, da Alternativen zur Verfügung stehen, die ebenso wirksam und viel sicherer sind.

Tetrathiomolybdat TM

Dieses Medikament ist noch nicht auf dem Markt, aber so vielversprechend, dass ich sicher bin, dass es bald auf den Markt kommt, weshalb ich es hier einfüge. **Tetrathiomolybdat (TM)** agiert auf andere Art als die bereits erwähnten entkupfernden Medikamente. Während Penicillamin und Trientine Kupfer direkt binden, bildet TM einen Dreierkomplex mit Kupfer und einem Protein. Der Proteinpartner ist nicht bestimmt und kann ein beliebiges Protein unter vielen sein. Die Art, wie ich TM einsetze, ermöglicht zwei

Wirkungsmechanismen. Ich gebe eine Dosis zu den drei täglichen Mahlzeiten, um dem TM zu ermöglichen, mit dem Nahrungskupfer und Nahrungsproteinen einen Komplex zu bilden und so seine Absorption in den Blutstrom zu verhindern. Diese Blockade der Kupferabsorption verursacht einen Anstieg der Kupferausscheidung im Stuhl, genau wie bei Zink, jedoch durch einen anderen Mechanismus. Im Gegensatz zu Zink, wo die Induktion von Metallothionein 10–14 Tage braucht, erfolgt diese Wirkung bei TM unmittelbar. Also kann bei der Gabe von TM eine sofortige negative **Kupferbilanz** im Patient erreicht werden, was bedeutet, dass der Patient mit jedem Tag Kupfer verliert.

Der andere Mechanismus von TM kommt zum Tragen, wenn die Dosis getrennt von den Mahlzeiten genommen wird. In diesem Fall wird das TM in den Blutstrom aufgenommen, wo es das vorhandene, potentiell giftige Kupfer mit dem **Albumin** des Blutes zu einem Komplex bindet. Dieser Komplex ist sehr stabil und verhindert den Eintritt von Kupfer in Zellen, wo es toxisch wirken könnte. Daher erlaubt dieser Wirkungsmechanismus von TM die schnelle Bindung von potentiell giftigem Kupfer im Blut und überführt dieses in einen nicht giftigen Zustand. Da das potentiell giftige Kupfer in Organen wie der Leber und dem Gehirn mit dem potentiell giftigen Kupfer im Blut im Gleichgewicht ist, führt TM zu einer schnellen Entleerung der Organe wie Leber und Gehirn von potentiell giftigem Kupfer. Aufgrund dieser Wirkungsweise ist TM ein außergewöhnlich potentes, schnell agierendes entkupferndes Medikament.

Aus diesem Grund empfehle ich die Verwendung von TM für die Initialtherapie von Patienten, die sich mit Symptomen des Nervensystems vorstellen. Es birgt kein derartiges Risiko einer Verschlechterung der neurologischen Symptome wie Penicillamin und agiert viel schneller als Zink. TM könnte auch bei der Initialtherapie der Lebermanifestation nützlich sein, dies wurde jedoch bisher nicht getestet. Zur Zeit empfehlen wir seine Verwendung als Erhaltungstherapie nicht, da es in dieser Hinsicht noch nicht erforscht wurde, und es wäre schwierig, Zink als Medikament zur Erhaltungstherapie zu übertreffen.

Wir haben zwei Nebenwirkungen von TM beobachtet. Die erste ist nicht wirklich eine Nebenwirkung, sondern vielmehr das Ergebnis einer Überbehandlung. TM ist so stark, dass es beim Wilson-Patienten sogar das Kupfer aus dem Knochenmark abbauen und zu Blutarmut führen kann, manchmal begleitet von einem Rückgang der weißen Blutkörperchen (Leukozyten). Dies geschieht, da das Knochenmark Kupfer zur Zellproduktion benötigt; ist nicht genügend Kupfer vorhanden, kann die Produktion von weißen und roten Blutkörperchen gestört werden. Wie in Kürze beschrieben werden wird, reagiert diese Nebenwirkung schnell auf eine Senkung der Dosierung von TM.

Die andere Nebenwirkung der Therapie ist eine gelegentliche Erhöhung der **Transaminasen** im Blut. Diese Enzyme werden von der Leber ins Blut abgegeben, wenn Leberzellen eine Schädigung erfahren. Wir sind uns über den Grund dieser Erhöhung nicht sicher, aber es scheint, dass bei der Entfernung von Kupfer aus der Leber einige Leberzellen einen erhöhten Schaden oder eine Entzündung erleiden. Diese Wirkung ist abhängig von der Dosierung und reagiert auf eine Halbierung der Dosis von TM, wie im folgenden Abschnitt beschrieben wird.

Die in den meisten meiner Untersuchungen verwendete Dosierung von TM beträgt 120 mg pro Tag. Diese wurde in sechs Gaben à 20 mg aufgeteilt, von denen jeweils eine zu den drei Mahlzeiten und drei zwischen den Mahlzeiten eingenommen wurden. Jüngste Untersuchungen weisen jedoch darauf hin, dass die Dosen zwischen den Mahlzeiten zu einer einzigen Dosis vereint werden können. Daher ist unsere derzeitige Empfehlung dreimal täglich 20 mg zu den Mahlzeiten und 60 mg vor dem Zubettgehen, dies getrennt von jeglicher Nahrung. In unserer Studie von 62 Patienten mit neurologischen Auffälligkeiten wiesen nach einer achtwöchigen Be-

handlungsdauer mit TM nur sehr wenige Fälle (zwei Patienten) unsere Kriterien einer neurologischen Verschlechterung auf. Dies
lässt uns vermuten, dass sich der Zustand bei einzelnen Patienten
aufgrund des natürlichen Verlaufs der Krankheit verschlechtern
wird, unabhängig von der Art der entkupfernden Therapie, während bei Penicillamin häufig eine medikamentös verursachte neurologische Verschlechterung auftritt. Zur Zeit testen wir TM und
Trientine in einer direkten Vergleichsstudie, um herauszufinden,
welches Medikament geeigneter für den Patienten mit neurologischen Auffälligkeiten ist. Die Ergebnisse der Studie sollten innerhalb des nächsten Jahres bekannt werden.[4]

Um das Risiko einer Überbehandlung und der Nebenwirkungen in Form von Erhöhungen der Transaminasen zu verringern,
schlagen wir jetzt in unserer Arbeit vor, eine abgeänderte TM-Be-
handlungsform anzuwenden. Dies entspräche der oben beschriebenen Behandlungsform für die Dauer von zwei Wochen, da keine
dieser Nebenwirkungen vor Ablauf von drei Wochen aufgetreten
ist. Nach Ablauf der zwei Wochen empfehlen wir, die Dosis auf
die Hälfte zu reduzieren, d. h. dreimal täglich 10 mg zu den Mahlzeiten und 30 mg getrennt von jeglicher Nahrung vor dem Zubettgehen. Das ist die Dosierung, die von uns bei allen Patienten mit
Nebenwirkungen von TM verwendet wurde, und in allen Fällen
sind damit die Nebenwirkungen verschwunden. Wir würden diese
Dosis jedoch für eine längere Zeit geben, d. h. 14 Wochen, und damit die gesamte Behandlungszeit auf 16 Wochen verlängern. Wir
sind der Meinung, dass die vorgeschlagene Behandlungsform die

---

[4] Aktualisierung für die deutsche Fassung: Der doppelblinde Vergleich von TM
und Trientine für die Behandlung des sich neurologisch vorstellenden Morbus
Wilson wurde abgeschlossen und zur Veröffentlichung eingereicht. Zusammengefasst zeigten einer von 25 mit TM behandelten Patienten eine neurologische Verschlechterung und sechs von 23 Trientine-Patienten verschlechterte sich neurologisch. Somit ist TM statistisch ($p < 0{,}05$) besser zur Behandlung
dieser Patienten geeignet und das Medikament der Wahl.

vollständige Wirkungskraft der ursprünglichen Behandlungsform
erhält und die meisten Nebenwirkungen ausschließt.

Da TM noch nicht käuflich zu erwerben ist, ist eine Behandlung damit für Patienten nicht wirklich durchführbar, außer sie
nehmen an den Studien der Universität von Michigan teil. Wir
stellen die vorherigen Informationen jedoch in der Erwartung zu
Verfügung, dass TM käuflich zu erwerben sein wird.[5] Zu den Empfehlungen für die Kontrolluntersuchungen zählen Blutbilder und
ein Standard-Antikörper-Suchtest alle zwei Wochen während der
16 Wochen, in denen TM verabreicht wird.

---

[5] Aktualisierung für die deutsche Fassung: TM ist noch nicht kommerziell erhältlich, wird jedoch Ende 2006 auf dem Markt erwartet.

Kapitel 8

Die Initialbehandlung (die ersten Monate) von Morbus Wilson

In diesem Kapitel werden wir die Initialbehandlung von Patienten mit neurologischer Manifestation, **Lebererkrankung** sowie von **präsymptomatischen** Patienten besprechen. Benutzen Sie Tabelle 4 als Zusammenfassung der Empfehlungen.

Initialbehandlung bei neurologischer Manifestation (Manifestation des Nervensystems)

Ich bespreche sowohl die Symptome des Typs **Bewegungsstörung** als auch Verhaltenssymptome in diesem einen Abschnitt, weil sie meines Erachtens ähnlich behandelt werden sollten.

Meine erste Wahl der Therapie ist **TM**. Ich würde es in der in Kapitel 7 empfohlenen abgeänderten Dosierung verwenden, die während der ersten zwei Wochen aus dreimal täglich 20 mg zu den Mahlzeiten und 60 mg getrennt von jeglicher Nahrung vor dem Zubettgehen besteht, dann für 14 Wochen aus dreimal täglich 10 mg zu den Mahlzeiten und 30 mg getrennt von jeglicher Nahrung vor dem Zubettgehen. Ich wende auch gleichzeitig eine **Zink**-Therapie an, um zum Schutz der Leber beizutragen (durch Induktion von hepatischem **Metallothionein**, das zum Binden

von potentiell giftigem Kupfer beiträgt) und den Übergang zur
Erhaltungstherapie zu erleichtern. Ich verwende zweimal täglich 50 mg Zink während der TM-Therapie und erhöhe dies auf
dreimal täglich 50 mg, wenn TM abgesetzt wird. Zur Kontrolle
der Nebenwirkungen gehören alle zwei Wochen ein Blutbild und
Antikörper-Suchtests. Im Rahmen unserer Untersuchungen haben
wir gezielt nach neurologischen Verschlechterungen geschaut, indem wir wöchentlich quantitative neurologische Tests und Sprach-
prüfungen durchführten und auf Verschlechterungen von Tremor,
Koordination, **Dystonie** und Sprache achteten. Ich glaube jedoch,
dass es nicht nötig ist, eine derartig detaillierte Kontrolle durchzuführen, da unsere Daten ziemlich klar darauf hinweisen, dass bei
97% der Patienten diese Ergebnisse sehr stabil sein werden. Darüber hinaus gibt es wenig Möglichkeiten einer alternativen Therapie, wenn der Zustand des Patienten sich bis zu einem gewissen Grad verschlechtert, da dies ohne Zweifel auf den natürlichen
Verlauf der Krankheit zurückzuführen ist. Natürlich ist die **Befolgung der Einnahmevorschriften** wichtig, aber abgesehen von
der Messung der Molybdänkonzentrationen, die nicht in jeder klinischen Einrichtung einfach durchzuführen ist, steht keine direkte
Kontrollmöglichkeit zur Verfügung. Es ist Aufgabe der Familie
und des Arztes, in den Wochen der Therapie die Einhaltung der
Einnahmevorschriften zu fordern. Es sollte möglich sein, die gesamten 16 Wochen der Therapie ambulant durchzuführen.

Ein wichtiges Problem ist, dass TM momentan nicht kommerziell verfügbar ist (2001). Wie ich bereits darauf hingewiesen habe,
nehme ich an, dass es bald zu erwerben sein wird, so dass diese
Empfehlungen relevant werden könnten.[6] In der Zwischenzeit können Patienten mit neurologischen Auffälligkeiten am Projekt der
Universität von Michigan teilnehmen, bei dem TM für diese Art

---

[6]   Aktualisierung für die deutsche Fassung: TM ist noch nicht kommerziell erhältlich, wird jedoch Ende 2006 auf dem Markt erwartet.

der Therapie getestet wird (kontaktieren Sie mich unter +1 (734) 764 5499 oder brewergj@umich.edu).

Meine derzeit zweite Wahl für die **Initialtherapie** bei dieser Art von Patienten ist **Trientine** in Kombination mit Zink (Tabelle 4). Auch hier wird zusätzlich Zink empfohlen, um zum Schutz der Leber vor giftigem Kupfer beizutragen und den Übergang zur Erhaltungstherapie zu erleichtern. Wie bereits im Abschnitt zu TM erwähnt wurde, wird derzeit eine direkte Vergleichsstudie von Trientine mit TM durchgeführt, um herauszufinden, ob es eine vernünftige Therapie für diese Art von Patienten darstellt. Es scheint, als ob sich Trientine dazu eignet, da es weniger aggressiv als Penicillamin und möglicherweise nicht mit den Problemen der anfänglichen Zustandsverschlechterung verbunden ist. Die Ergebnisse dieses Vergleichs sollten innerhalb des nächsten Jahres bekannt sein. Sollte sich Trientine im Vergleich zu TM als unterlegen erweisen, könnte das diese Empfehlung verändern.[7]

Die empfohlene Dosierung von Trientine beträgt zweimal täglich 500 mg oder viermal täglich 250 mg für ca. 2–4 Monate. Empfehlungen zur Kontrolle wurden in Kapitel 7 gegeben und sind in Tabelle 5 am Ende dieses Kapitels zusammengefasst.

Meine dritte Wahl für diese Art von Patienten ist die alleinige Verwendung von Zink (Tabelle 4). Der Nachteil dieses Ansatzes ist, dass Zink auf Kupfer eher langsam wirkt und vier bis sechs Monate braucht, um die Kontrolle über Kupfer-Toxizität zu erlangen. Während dieses Zeitraums kann die Krankheit aufgrund ihrer eigenen natürlichen Verlaufsgeschichte fortschreiten. Dennoch

---

[7] Aktualisierung für die deutsche Fassung: Der doppelblinde Vergleich von TM und Trientine für die Behandlung des sich neurologisch vorstellenden Morbus Wilson wurde abgeschlossen und zur Veröffentlichung eingereicht. Zusammengefasst zeigten einer von 25 mit TM behandelten Patienten eine neurologische Verschlechterung und sechs von 23 Trientine-Patienten verschlechterte sich neurologisch. Somit ist TM statistisch (p<0,05) besser zur Behandlung dieser Patienten geeignet und das Medikament der Wahl.

ist Zink keine unvernünftige Alternative, da es keine der medikamentös verursachten Zustandsverschlechterungen verursacht, die bei Penicillamin so problematisch sind.

Die Empfehlungen zur Zinkdosierung und Kontrolluntersuchung wurden in Kapitel 7 gegeben.

Tabelle 4: Empfohlene Entkupferungstherapie für verschiedene Phasen des Morbus Wilson

	ERSTMANIFESTATION		
	1. Wahl	**2. Wahl**	**3. Wahl**
NEUROLOGISCH/ VERHALTENSSPEZIFISCH	TM mit Zink für 8–16 Wochen	Trientine mit Zink für 8–16 Wochen	nur Zink
LEBER			
Leberversagen			
gering bis mittelschwer ausgeprägt	Trientine mit Zink für 16 Wochen		
sehr stark und einige mittelschwer ausgeprägt	Lebertransplantation		
Hepatitis oder Zirrhose	Trientine mit Zink für 16 Wochen		
PRÄSYMPTOMATISCH	nur Zink		
	ERHALTUNGSTHERAPIE		
	1. Wahl	**2. Wahl**	
	nur Zink	nur Trientine	

Initialbehandlung der Lebermanifestation

Die Initialbehandlung der Lebermanifestation ist abhängig davon, ob der Patient sich mit **Leberversagen** oder **Hepatitis** bzw. **Zirrhose** vorgestellt hat; aus diesem Grund ist dieser Abschnitt in zwei Teile untergliedert. Dies liegt daran, dass für den Patienten mit Leberversagen anstatt einer medikamentösen Therapie eventuell eine **Lebertransplantation** in Betracht gezogen werden muss. Dennoch sollte ich von vornherein betonen, dass eine Transplantation nur als »allerletzte« Lösung erwogen werden sollte, nur wenn es der beste Weg ist, das Überleben des Patienten zu sichern.

Manifestation als Leberversagen

Leberversagen bedeutet, dass die Leber des Patienten nicht mit den Anforderungen des Körpers mithalten kann. Infolgedessen treten gewisse biochemische Veränderungen auf, die von gewissen medizinischen Veränderungen begleitet werden. Erstens ist die Konzentration des **Bilirubins** im Blut erhöht. Bilirubin ist eine Substanz, auf die die Leber normalerweise einwirken muss, um sie abzubauen. Bei einem Leberversagen kann die Leber diese Aufgabe nicht erfüllen, so dass sich das Bilirubin im Blut ansammelt und Gelbsucht verursacht, eine Gelbfärbung der Haut und des weißen Teils der Augen. Zweitens ist bei einem Leberversagen das **Albumin** im Blut erniedrigt, da die Leber, die Albumin zur Ausschüttung in das Blut produziert, auch diese Aufgabe nicht erfüllen kann. Das Albumin im Blut spielt eine bedeutende Rolle beim Erhalt von Flüssigkeit im Blutstrom: Es verhindert, dass die Flüssigkeit in das Gewebe abwandert, wo sie sich ansammeln könnte. Niedriges Albumin im Blut bei Leberversagen führt häufig zu Problemen mit Flüssigkeitsansammlungen. Diese Flüssigkeit kann sich im Bauch ansammeln (dann **Aszites** genannt) oder im untersten Teil des Körpers, z. B. in den Beinen, wo sie Schwellungen verursacht, die **Ödeme** genannt werden. Diese Ödeme können sich ansammeln und wieder abfließen, abhängig davon, ob eine Person viel gesessen oder gestanden bzw. gelegen hat. Im letzteren Fall tritt die Flüssigkeit häufig im Rücken auf.

Das Leberversagen kann in seinem Auftreten von sehr schwer bis gering ausgeprägt variieren. In einem sehr schweren Fall, häufig als fulminantes Leberversagen bezeichnet, besteht die einzige Maßnahme, die das Leben des Patienten retten kann, in der Transplantation einer neuen Leber. Ist andererseits das Leberversagen gering ausgeprägt, ist anstatt einer Lebertransplantation eine medikamentöse Therapie ratsam. Grund dafür ist, dass bei einem geringen Versagen die medikamentöse Therapie ziemlich erfolgreich ist und eine Lebertransplantation bedeutende Risiken birgt. Dazu zählt eine Todesrate von 20% innerhalb des ersten Jahres sowie häufig Komplikationen im späteren Leben, wie z. B. die Notwendigkeit, Medikamente zum Verhindern eines Abstoßens der neuen Leber zu nehmen, die aber gleichzeitig die Anfälligkeit für Infektionen erhöhen. Kurz gesagt, kann der Patient durch eine medikamentöse Therapie seine eigene Leber behalten, ist es sehr zu seinem Vorteil, dies zu tun, solange die medikamentöse Therapie sicher und wirksam durchgeführt werden kann.

Zwischen dem schweren und dem gering ausgeprägten Typ des Leberversagens liegt eine Grauzone, die ich als »mittelschweres Leberversagen« bezeichne. Bei diesen Fällen ist es oft schwer zu entscheiden, ob eine Lebertransplantation oder eine medikamentöse Therapie zu wählen ist. Im vorher erwähnten Buch, das ich für Ärzte geschrieben habe (*Wilson's Disease: A Clinician's Guide to Recognition, Diagnosis, and Management*, 2001. Kluwer Academic Publishers B.V., Van Godewijckstraat 30, P.O. Box 322, 3300 AH Dordrecht, Niederlande), gebe ich genaue Richtlinien, um Ärzten so hilfreich wie möglich bei der Unterscheidung und Identifizierung von geringem, mittelschwerem und schwerem Leberversagen zu sein. Eine detaillierte Darstellung diesbezüglicher Daten geht über den Rahmen dieses Buches hinaus; ich werde an dieser

Stelle nur den folgenden allgemeinen Rat geben: Ist das Bilirubin im Blut geringer als 8 mg, das Albumin im Serum höher als 2,5 g und die Prothrombinzeit weniger als acht Sekunden verlängert, würde ich immer medikamentös behandeln. Ist das Bilirubin über 15 mg, das Albumin weniger als 2,5 g und die Prothrombinzeit mehr als 15 Sekunden verlängert, würde ich allgemein eine Transplantation empfehlen. In der Zone zwischen diesen Werten muss individuell entschieden werden.

Soll das Leberversagen medikamentös behandelt werden, ist meine derzeitige Empfehlung, täglich 1 g Trientine und dreimal täglich 50 mg Zink zu nehmen (Tabelle 4). Trientine hilft, relativ schnell der Kupfer-Toxizität entgegenzuwirken, und Zink trägt zum Schutz der Leber bei, indem es die Produktion des von der Leber gebildeten Metallothionein anregt. Dieses Metallothionein hilft durch die Aufnahme von Teilen des potentiell giftigen Kupfers in der Leber und trägt so zum Schutz der Leber bei. Ich wende diese Kombinationstherapie für 4–6 Monate an, wobei die Länge der Behandlungszeit von der Besserung der Leberfunktionstests abhängt, wie vom Bilirubin, Albumin und der **Prothrombinzeit**. Sind die Bilirubin- und Albuminwerte relativ normal geworden, ist das ein guter Zeitpunkt, Trientine abzusetzen und dem Patienten eine Erhaltungstherapie allein mit Zink zu erlauben. Diese Kontrolluntersuchungen für Trientine und Zink auf Nebenwirkungen und Wirksamkeit bzw. Befolgung der Einnahmevorschriften werden in Kapitel 7 und Tabelle 5 beschrieben.

Tetrathiomolybdat wurde bisher nicht für die Manifestation in Form von Leberversagen getestet. Wir haben dies jedoch vor, und TM könnte sich als ein guter Ansatz für solche Patienten herausstellen. Soll die Leber transplantiert werden, ist es eine gute medizinische Praxis, den Patienten bis zur Transplantation mit **entkupfernden Medikamenten** zu behandeln. Dies hat zwei Gründe: Erstens soll so viel Kupfer wie möglich entfernt werden, um bis zur Transplantation die eigenen Leberfunktionen des Patienten zu schützen. Zweitens soll die Kupferkonzentration im Körper zu einem gewissen Grad gesenkt werden, um die neue Leber vor einem Angriff des toxischen Kupfers zu schützen. Ich würde die Gabe von Trientine und Zink, wie oben beschrieben, empfehlen, obwohl in diesem einen Fall aufgrund seiner aggressiveren entkupfernden Wirkung die Verwendung von Penicillamin an Stelle von Trientine angemessen sein könnte.

Hepatische oder zirrhotische Manifestation

Patienten mit hepatischen Symptomen weisen erhöhtes Bilirubin und erhöhte **Transaminasen** auf, aber normalerweise kein erniedrigtes Albumin oder ernste Veränderungen der Gerinnungsfaktoren, wie solche, die die Prothrombinzeit beeinflussen. Patienten mit zirrhotischer Manifestation haben normale Bilirubinwerte und Gerinnungsfaktoren, aber möglicherweise leichte Erhöhungen der Transaminasen. Die Leber solcher Patienten wird üblicherweise durch die in einem früheren Kapitel beschriebenen Untersuchungen als zirrhotisch identifiziert.

Patienten beider Manifestationstypen sollten mit der Trientine/ Zink-Kombination behandelt werden, die im vorhergegangenen Abschnitt diskutiert wurde (Tabelle 4). Ich empfehle die Einnahme von täglich 1 g Trientine sowie dreimal täglich 50 mg Zink für die Dauer von etwa vier Monaten; danach sollte Trientine abgesetzt und lediglich Zink als Erhaltungstherapie beibehalten werden. Kontrolluntersuchungen von Trientine und Zink auf die Sicherheit und Befolgung der Einnahmevorschriften wurden in Kapitel 7 beschrieben und sind in Tabelle 5 zusammengefasst.

Tabelle 5: Empfehlungen zur Überwachung der Entkupferungstherapien

Medi-kament	Blutbilder, Antikörper-Such-tests, Urinstatus	24-Stunden-Urinkupfer	24-Stunden-Urinzink	Nicht an Coeruloplasmin gebundenes Kupfer
INITIALTHERAPIE				
TM	alle 2 Wochen			
Trientine	wöchentlich für 4 Wochen, alle 14 Tage für 8 Wochen, monatlich für 3 Monate	monatlich		monatlich
Zink	nicht nötig	monatlich	monatlich	optional
ERHALTUNGSTHERAPIE (inklusive präsymptomatische Patienten von Anfang an)				
Zink	jährlich	beide alle halbe Jahre bis die Befolgung der Einnahme-vorschriften bestätigt ist, dann jährlich		jährlich
Trientine	gleicher Plan wie Initialtherapie für 6 Monate, dann jährlich	alle halbe Jahre bis die Befolgung der Einnahmevor-schriften be-stätigt ist, dann jährlich		alle halbe Jahre bis die Befolgung der Einnahmevor-schriften bestätigt ist, dann jährlich

Initial- und Erhaltungstherapie des präsymptomatischen Patienten

Für mich entspricht die Behandlung von präsymptomatischen Patienten, die aufgrund einer Familienuntersuchung oder einer zufälligen Entdeckung von **Kayser-Fleischer-Korneal-Ringen** diagnostiziert werden, genau der Behandlung in der Erhaltungsphase der Therapie. Daher behandle ich diese Patienten gleich von Anfang an mit dreimal täglich 50 mg Zink. Kontrolluntersuchungen von Zink wurden in Kapitel 7 und Tabelle 5 beschrieben.

Kontrolluntersuchungen der Entkupferungstherapie

Kontrolluntersuchungen sind ein wichtiger Bestandteil zur Überwachung der Entkupferungstherapie. Dieses Gebiet wurde in Kapitel 7 beschrieben und wird darüber hinaus in Kapitel 9 behandelt. Tabelle 5 zeigt Empfehlungen zur Therapiekontrolle unter den verschiedenen entkupfernden Medikamenten. Der Abschnitt zur Initialtherapie in Tabelle 5 ist besonders für dieses Kapitel relevant.

Kapitel 9

Langfristige Behandlung: entkupfernde Erhaltungstherapie

E s ist von höchster Bedeutung, dass einmal diagnostizierte Wilson-Patienten für den Rest ihres Lebens unter entkupfernder Therapie bleiben. Obgleich die **Initialtherapie** die Kupferlast derart verringert hat, dass keine Vergiftung mehr durch Kupfer droht, ist die Gefahr einer erneuten Kupferansammlung und weiterer Schädigung durch Kupfer immer vorhanden. Mit anderen Worten: Wilson-Patienten sammeln bei normaler Ernährung ihr ganzes Leben lang Kupfer an, d. h. sie haben eine positive **Kupferbilanz**, solange sie nicht mit einem **entkupfernden Medikament** behandelt werden. Das entkupfernde Medikament kehrt dies um, führt den Patienten auf eine negative oder neutrale Kupferbilanz und erlaubt ihm, frei von weiterem Kupferschaden zu sein.

Meine erste Wahl zur **Erhaltungstherapie** ist **Zink** (siehe Tabelle 4 in Kapitel 8), da es bei richtiger Einnahme absolut wirksam ist und fast keine Nebenwirkungen verursacht. Meine zweite Wahl ist **Trientine**. Im Moment empfehle ich kein weiteres entkupferndes Medikament zur Erhaltungstherapie. In diesem Kapitel werden wir die Erhaltungstherapien mit Zink und Trientine sowie andere Aspekte der längerfristigen Behandlung besprechen, zu denen Ernährung, Trinkwasser und die Therapie der Symptome der Gehirn- und **Lebererkrankung** zählen.

Erhaltungstherapie mit Zink

Die Erhaltungstherapie mit Zink beinhaltet die tägliche Einnahme von drei Dosen Zink. Bei Erwachsenen beträgt eine dieser
Dosen 50 mg elementares Zink; jede Dosis muss mit Wasser eingenommen werden und dies mindestens eine Stunde getrennt von
sonstigen Getränken und jeglicher Nahrung. Anstelle einer groß-
en Dosis von 150 mg müssen vielmehr täglich drei getrennte Dosen eingenommen werden, weil die Darmzellen dem Zink häufiger ausgesetzt sein müssen, um in einen Zustand gebracht zu
werden, in dem sie kein Kupfer absorbieren. Meine Behandlung
wurde mit dem Acetatsalz von Zink durchgeführt. Acetatsalz hat
gegenüber Sulfatsalz den Vorteil, dass es vom Magen viel besser
toleriert wird. Oxidsalz sollte aufgrund seiner unzureichenden
Löslichkeit nicht verwendet werden. Zinkacetat wurde als Therapie unter den *Orphan Drug Provisions* der *Food and Drug Administration* (amerikanischen Nahrungs- und Medikamentenzulassungsbehörde) vom Pharmaunternehmen Gate als Therapie angenommen
und wird unter dem Handelsnamen **Galzin**® hergestellt.[8] Es steht
in Kapseln zu 25 und 50 mg zur Verfügung.

    Der große Vorteil von Zink gegenüber anderen Entkupfe-
rungstherapien besteht darin, dass es fast keine Nebenwirkungen
hat. Lediglich geringfügige Magenprobleme können bei ca. 10%
der Patienten zu Beginn der Therapie auftreten. Vor allem bei der
ersten morgendlichen Dosis ist diese Nebenwirkung zu bemerken,
wenn sie vor dem Frühstück genommen wird. Die übliche Maßnahme zur Verringerung dieses Problems ist die Einnahme der
ersten Zinkdosis am Vormittag zwischen Frühstück und Mittages-
sen anstatt kurz nach dem Erwachen. Dauert das Problem an, können problematische Zinkdosen mit einer kleinen Menge an Prote-

---

[8]   In Europa wird es von der Firma Orphan Europe unter dem Handelsnamen
    Wilzin® vertrieben.

in eingenommen werden, wie etwa einem Stück Wurst, Käse oder ein wenig Wackelpudding, allerdings ohne Brot. Protein stört die Wirksamkeit von Zink am wenigsten. Diese Methode sollte nur im Falle von Übelkeit oder Magendruck angewandt und so schnell wie möglich eingestellt werden, da sogar das Protein die Wirkung von Zink zu einem gewissen Grad beeinflusst. Die meisten Patienten merken, dass sie innerhalb von wenigen Tagen bis maximal zwei Wochen unter Zink-Therapie diese Medikation gut und ohne begleitendes Protein vertragen.

Die Wirkung der Zink-Therapie kann relativ leicht kontrolliert werden (für eine Zusammenfassung der Kontrolluntersuchungen siehe Kapitel 7 und Tabelle 5, Kapitel 8). Zink beeinflusst die Urinausscheidung von Kupfer nicht direkt, da es eine Erhöhung der Kupferausscheidung im **Stuhl** bewirkt. Daher wird die Kupferausscheidung im Urin zu einem Spiegel des Körpergehalts an Kupfer. Je mehr überschüssiges (leicht mobilisierbares oder relativ locker gebundenes) Kupfer es im Körper gibt, umso höher ist die Kupferausscheidung. Je mehr es von dieser Art Kupfer im Körper gibt, desto gefährdeter ist der Patient durch Kupfer-Toxizität. Folglich kann das **Urinkupfer** als ein Barometer des Wirkungsgrades der Therapie genutzt werden. Die normale Ausscheidung von Urinkupfer liegt bei 20–50 µg Kupfer pro 24 Stunden. Die meisten unbehandelten Patienten haben ein Urinkupfer von über 100, normalerweise 200 oder 300 µg. In der Annahme, dass der Patient nicht gleichzeitig ein entkupferndes, chelatbildendes Medikament nimmt, wird unter Zink-Therapie das Urinkupfer allmählich sinken, so dass es nach einem Therapiejahr unter 125 µg sein sollte. Wir sind der Meinung, dass bei einem Wert unter 125 µg pro 24 Stunden das Kupfer unter adäquater Kontrolle ist. Steigt der Wert erneut an, weist dies darauf hin, dass der Patient wahrscheinlich Probleme mit der Befolgung der Einnahmevorschriften hatte, und das Medikament nicht richtig eingenommen wurde.

Neben der Messung des **24-Stunden-Urinkupfers** sollte auch
das **24-Stunden-Urinzink** gemessen werden. Bei einer richtig ein-
genommenen normalen Erwachsenendosis Zink sollte das Urinzink
über 2 mg Zink pro 24 Stunden liegen (die normale Zinkausschei-
dung bei Menschen, die kein Zink nehmen, ist 0,2 bis 0,5 mg pro
24 Stunden). Fällt das 24-Stunden-Urinzink unter 2 mg, weist dies
darauf hin, dass der Patient sein Zink nicht ausreichend oder richtig eingenommen hat. Dies ist ein frühes Warnsignal, da es schon
nach wenigen Tagen fehlerhafter oder unzureichender Einnahme
von Zink auftritt, während eine Erhöhung von Urinkupfer bei man-
gelnder Befolgung der Zink-Einnahmevorschriften erst nach zwei
oder drei Monaten auffällig werden kann.

Die Kombination der Messungen von Urinkupfer und -zink bietet also einen effektiven Kontrollansatz der Zink-Therapie, der bei
keiner anderen entkupfernden Medikation zur Verfügung steht. Urinzink bietet einen frühen Hinweis auf mangelnde Befolgung der Einnahmevorschriften. Urinkupfer ist ein Barometer des Kupfergehalts
im Körper. Unter chelatbildender (**Trientine-** und **Penicillamin-**)
Therapie entfällt dieses Barometer, da der Wirkungsmechanismus
von Chelatbildnern die Erhöhung der Urinkupferausscheidung ist.

Es wurden viele Erfahrungen mit Zink-Therapie bei Morbus
Wilson gesammelt. So berichteten wir z. B. 1998 über eine Zink-
Therapie von 141 Patienten, die in einer Langzeitstudie bis zu zehn
Jahre beobachtet worden sind, während sie ausschließlich diese
Therapie erhielten. Die Untersuchung bezüglich sowohl Wirksam-
keit als auch Nebenwirkungen schloss mehr Patienten über einen
längeren Zeitraum ein, als dies je für eine andere entkupfernde
Medikation erfolgte. Mit Ausnahme von Problemen bei der Befol-
gung der Einnahmevorschriften war Zink unbeschränkt wirksam
und zeigt nur die zuvor erwähnte Nebenwirkung einer leichten
Magenverstimmung bei Therapiebeginn vereinzelter Patienten.

Die Patienten können leicht von anderen Therapieformen, wie
Penicillamin oder Trientine, auf Zink zur Erhaltungstherapie um-

gestellt werden. Dazu muss lediglich Penicillamin oder Trientine abgesetzt und die Zinkeinnahme begonnen werden.

Trientine

Trientine wird vom amerikanischen Pharmaunternehmen Merck unter dem Handelsnamen **Syprine**® hergestellt.[9] Es bewirkt eine Erhöhung der Urinkupferausscheidung, so dass die positive Kupferbilanz des Patienten überwunden und eine negative Kupferbilanz erreicht wird.

Trientine wird gewöhnlich in Dosierungen von 1 g pro Tag verabreicht, normalerweise in Form von zweimal täglich 500 mg oder viermal täglich 250 mg. Jede Dosis sollte mindestens eine halbe Stunde vor einer Mahlzeit oder mindestens zwei Stunden nach einer Mahlzeit gegeben werden.

Ich betrachte Trientine als 100%ig wirksam, d. h. es wird jeden Wilson-Patienten auf eine negative Kupferbilanz führen, die allmähliche Verringerung des Kupfergehalts im Körper ermöglichen und bei allen Patienten eine erneute Ansammlung von Kupfer verhindern, wenn es richtig eingenommen wird.

Trientine hat relativ viele mögliche Nebenwirkungen, obgleich wesentlich weniger als Penicillamin. Hierzu gehören vor allem: eine abnormale Proteinausscheidung im Urin aufgrund einer Nierenschädigung, gelegentliche zu Erniedrigung der Blutzellen führende Unterdrückung des Knochenmarks und hin und wieder Autoimmunerkrankungen (diese sind anscheinend vom Medikament ausgelöste Erkrankungen, von denen man annimmt, dass sie auf eine Reaktion des Immunsystems gegen körpereigene Substanzen zurückzuführen sind, z. B. systemischer Lupus erythematodes und das Goodpasture Syndrom).

---

[9]   In Europa ist es unter dem Handelsnamen Trientine dihydrochloride® von der Firma Univar erhältlich.

Die Therapie mit Trientine kann durch Kontrolle des Urinkupfers überwacht werden (für eine Zusammenfassung der Kontrolluntersuchungen von Trientine siehe Tabelle 5, Kapitel 8). In
diesem Fall ist die Wirkung des Medikaments jedoch die Erhöhung der Urinkupferausscheidung, so dass man beim Betrachten
der Daten differenzieren muss, wie viel der Urinkupferausscheidung auf den Körpergehalt an Kupfer und wie viel auf die Wirkung des Medikaments zurückzuführen ist. Bei der Erhaltungstherapie mit Trientine liegt der gewöhnliche Urinkupferwert bei
200–500 μg. Dies ist ausreichend, um eine negative Kupferbilanz
des Patienten zu halten. Würde der Patient jedoch das Medikament
absetzen oder teilweise absetzen, könnte das Urinkupfer bei der
250 μg-Grenze liegen, entweder weil Trientine sehr wirksam ist
oder möglicherweise, weil der Patient Trientine abgesetzt hat und
dieser Wert auf einen anwachsenden und potentiell gefährlichen
Körpergehalt an Kupfer zurückzuführen ist.

Wie zuvor erwähnt wurde, ist die Überwachung der Trientine-Therapie ausschließlich mit dem 24-Stunden-Urinkupfer etwas
schwieriger als bei der Zink-Therapie. Aus diesem Grund sollten
Patienten unter Trientine auch regelmäßig das **nicht an Coeruloplasmin gebundene Serum-Kupfer** (auch »freies Kupfer« genannt) bestimmen lassen. Dies geschieht durch die Bestimmung
der Konzentrationen des gesamten Serum-Kupfers und des Se-
rum-**Coeruloplasmins** (Cp) aus der gleichen Probe (oder aus
unterschiedlichen Proben, die in einem angemessenen Abstand
voneinander genommen worden sind). Dann wird das Coeru-
loplasmin-Kupfer vom Serum-Kupfer wie folgt abgezogen: Jedes
Milligramm Cp entspricht 3 μg Kupfer. Diese Mikrogramm werden dann vom gesamten Serum-Kupfer abgezogen und ergeben
das freie Serum-Kupfer. Ist das Serum-Kupfer z. B. 50 μg/100 ml
Blut und das Cp 13 mg/100 ml Blut: 3 × 13 = 39, subtrahiert von
50 = 11 μg/100 ml Blut freies Serum-Kupfer.

Serum-Kupfer: 50 µg/100 ml Blut
Coeruloplasmin: 13 mg/100 ml Blut
Freies Kupfer: 50 − (3 × 13) = 11 µg/100 ml Blut

Bei normalen Menschen liegt der Wert des freien Kupfers bei 10–15 µg/100 ml Blut. Bei unbehandelten Wilson-Patienten ist er oft viel höher, vielleicht zwischen 25 und 50 µg. Die Behandlung sollte diesen Wert allmählich senken. Ich betrachte alle Werte unter ca. 25 µg als akzeptable Kontrollwerte. Wird dies unter Therapie mit Trientine konsequent durchgeführt, können die Werte des einzelnen Patienten unter guter Therapie bestimmt werden. Beginnt dieser Wert um einiges zu steigen, bedeutet dies, dass wahrscheinlich die Einnahmevorschriften nicht eingehalten wurden.

Andere Erhaltungstherapien

Viele Patienten werden mit Penicillamin therapiert, da Penicillamin 1956 eingeführt wurde und für lange Zeit das einzige zur Verfügung stehende Medikament zur Behandlung des Morbus Wilson war. Es ist also das Medikament, von dem die meisten Ärzte in Zusammenhang mit Morbus Wilson gehört haben. Und die meisten Ärzte kennen die neueren Medikamente nicht. Dennoch empfehlen wir Penicillamin aufgrund seiner großen Zahl von Nebenwirkungen nicht.

Penicillamin wird vom amerikanischen Pharmaunternehmen Merck unter dem Handelsnamen **Cuprimine**® hergestellt.[10] Penicillamin liegt in 250 mg-Kapseln vor und die Dosierung ist ähnlich der von Trientine; auch die Vorsichtsmaßnahmen zur Trennung

---

[10] In Deutschland ist Penicillamin von der Firma Heyl unter dem Handelsnamen Metalcaptase® erhältlich, in Österreich von der Firma Novartis unter dem Namen Artamin® und in der Schweiz von der Firma Abbott unter dem Namen Mercaptyl®.

vom Essen sind dieselben. Die Zahl der Nebenwirkungen von Penicillamin ist sehr lang und soll an dieser Stelle nicht aufgeführt werden. Bei Interesse kann man die Rote Liste, die die meisten Ärzte und Apotheken haben werden, konsultieren. Sie sind auch in der von mir geschriebenen Monographie für Ärzte aufgelistet (*Wilson's Disease: A Clinician's Guide to Recognition, Diagnosis, and Management*, 2001. Kluwer Academic Publishers B.V., Van Godewijckstraat 30, P.O. Box 322, 3300 AH Dordrecht, Niederlande).

Bezüglich der Regulierung von Kupfer ist Penicillamin absolut wirksam. Die Therapie mit Penicillamin kann auf ähnliche Weise kontrolliert werden, wie zuvor bei Trientine beschrieben wurde. Im Vergleich zu Trientine ist die gewöhnliche Urinkupferausscheidung unter Penicillamin jedoch ein wenig höher. Es ist zu erwarten, dass das Urinkupfer nach einem signifikanten Zeitraum der Erhaltungstherapie im Bereich von 400–1000 µg pro 24 Stunden liegt. Die Interpretation des Urinkupfers stellt einen vor denselben Zwiespalt wie mit Trientine. Daher ist es ratsam, das nicht an Coeruloplasmin gebundene Serum-Kupfer als zusätzlichen Maßstab zur Kontrolle zu nutzen.

Im Moment halte ich keine andere Therapie für geeignet als Erhaltungstherapie. Gelegentlich wurde **British Anti-Lewisite (BAL)** empfohlen. Es wurden jedoch keine Angaben darüber gemacht, dass dieser zu spritzende Wirkstoff (häufig ziemlich schmerzhaft) irgendeinen Vorteil gegenüber den zuvor besprochenen, praktisch verabreichbaren und wirksamen Medikamenten bietet.

Tetrathiomolybdat (TM) wurde bisher noch nicht als Erhaltungstherapie untersucht.

Erhaltungstherapie beim Kind

Ich empfehle Zink als die erste Wahl zur Erhaltungstherapie bei Kindern. Ist das Kind **präsymptomatisch**, verwende ich von Anfang an Zink. Hat das Kind eine symptomatische Manifestation, würde ich normalerweise die in Kapitel 8 beschriebenen Ansätze der Initialtherapie verfolgen und dann Zink zur Erhaltungstherapie verwenden.

Ich behandle Kinder, sobald sie diagnostiziert sind, vorausgesetzt sie sind mindestens ein Jahr alt. Ich würde wahrscheinlich nicht während des ersten Lebensjahres behandeln, da im ersten Lebensjahr viel bezüglich des Kupferstoffwechsels geschieht. Alle Babys werden mit hohen Kupferkonzentrationen in der Leber geboren und das **Leberkupfer** eines normalen Babys verringert sich während des ersten Lebensjahres auf die Konzentration eines Erwachsenen. Folglich ist davon auszugehen, dass das Leberkupfer am Ende des ersten Jahres abnormal wird, und hier würde ich mit der Behandlung beginnen. Länger würde ich nicht warten, da es ab dem Alter von drei oder vier Jahren Beweise für Kupferschäden in der Leber gibt.

Die von mir verwendete Zinkdosierung bei Kindern beträgt zweimal täglich 25 mg bis zum 6. Lebensjahr, dann dreimal täglich 25 mg bis zum 16. Lebensjahr oder einem Körpergewicht von 57 kg, dann die Erwachsenendosis. Wir haben nicht viel Erfahrung mit Kindern unter sechs Jahren, da wir lediglich zwei Kinder in diesem Alter behandelt haben, das jüngste davon dreieinhalb Jahre. Bei älteren Kindern haben wir umfangreiche Erfahrungen und die genannten Dosierungsempfehlungen haben gute Ergebnisse erbracht.

Es ist wichtig, Kinder nicht mit einer Entkupferungstherapie überzubehandeln, da eine gewisse Menge an Kupfer zum Wachstum nötig ist. Das erste Anzeichen einer Überbehandlung wäre das Abfallen des Urinkupfers in den niedrig-normalen Bereich. Aufgrund der Sorge hinsichtlich einer Überbehandlung (wie auch bezüglich der Befolgung der Einnahmevorschriften) würde ich 24-Stunden-Urin-Untersuchungen von Kupfer und Zink mindestens alle sechs Monate durchführen (bei einem potentiellen Problem

öfter). Fällt das Urinkupfer unter 40 µg pro 24 Stunden, würde ich
die Zinkdosis reduzieren. Das erste offensichtlich auf Kupfermangel zurückzuführende medizinische Problem ist eine Unterdrückung des Knochenmarks, die zu Blutarmut führt und häufig von
einem Abfall der weißen Blutkörperchen begleitet wird.

Behandlung während der Schwangerschaft

Frauen mit Morbus Wilson, die sich unter guter Kupferkontrolle befinden, können ruhig schwanger werden, solange sie keine
schwere **Lebererkrankung** haben. Es ist wichtig, dass sie während der Schwangerschaft und des Stillens unter Entkupferungstherapie bleiben. In der Vergangenheit haben schwangere Frauen
manchmal ihr Penicillamin abgesetzt, da man wusste, dass Penicillamin dem Fötus schaden kann (medizinisch ausgedrückt, soll
Penicillamin teratogen sein). Oft hatte das Verhalten dieser Frau-
en jedoch verheerende Folgen und einige starben an den Rückfäl-
len ihres Morbus Wilson.

Während der Schwangerschaft empfehle ich die Wahl einer
Zink-Therapie, wobei Trientine eine akzeptable Alternative darstellt. Ich verwende dieselbe Erwachsenendosis von Zink, dreimal
täglich 50 mg, die ich bei nicht-schwangeren Patienten benutze.
Wir haben 18 Frauen unter Zink-Therapie durch 26 Schwangerschaften verfolgt und hatten im Allgemeinen gute Ergebnisse. Die
Gesundheit der Mütter war gut geschützt und nur zwei Babys wiesen gesundheitliche Schäden auf. Das eine hatte einen Herzfehler,
der einen chirurgischen Eingriff erforderlich machte, und das andere hatte Mikrozephalie (einen abnormal kleinen Kopf, der zum
Tode führte).

Obgleich solche Geburtsfehler gelegentlich in der Allgemeinbevölkerung von Frauen zu erwarten sind, beobachteten wir, dass
diese zwei Geburtsfehler bei Schwangerschaften auftraten, bei de-

nen die Kupferkonzentrationen unter ziemlich enger Kontrolle
waren. Da Kupfermangel zweifelsohne teratogen ist, ist es wahrscheinlich angebracht, während der Schwangerschaft die Kupferkonzentration nicht zu stark zu erniedrigen. Liegt das 24-Stunden-
Urinkupfer der Frau z. B. unter 40 oder gar 50 µg, könnte man
eine leichte Reduzierung der Zinkdosis in Betracht ziehen. Da dies
für den Fötus in der frühen Schwangerschaft von kritischer Bedeutung ist, sollte bei Frauen, die schwanger werden wollen, dieselbe Strategie ergriffen werden.

Es gibt zwei Dinge, die bei der Betrachtung der Behandlung
von Wilson-Patienten während einer Schwangerschaft betont werden müssen. Erstens ist es von entscheidender Bedeutung, dass
Schwangere weiterhin ihre entkupfernden Medikamente nehmen.
Frauen, die ihre entkupfernden Medikamente absetzen, mit der
Absicht, ihre ungeborenen Kinder vor möglichen, durch das Medikament verursachte Geburtsfehlern zu schützen, riskieren nicht
nur ihre Schwangerschaften, sondern auch ihr eigenes Leben. Das
Absetzen der entkupfernden Medikamente ermöglicht den Beginn einer erneuten Kupferansammlung. Dies kann zur einer Verschlechterung der Krankheitssymptome und sogar zum Tode führen. Aus diesem Grund ist es wichtig, dass stillende Mütter unter
ihrer entkupfernden Medikation bleiben. Im Falle der Zink-Therapie haben wir jetzt Daten, die darauf hinweisen, dass die Muttermilch kein übermäßiges Zink enthält. Somit spricht alles dafür,
die Zink-Therapie beim Stillen fortzuführen.

Ein zweiter zu betonender Faktor ist, dass Mütter mit Morbus
Wilson vorsichtig bei der Wahl von pränatalen Vitamin-/Mineral-
präparaten sein müssen. Die meisten pränatalen Vitamin-/Mine-
ralpräparate enthalten 1–2 mg Kupfer. Diese Menge Kupfer sollte nicht von Patienten mit Morbus Wilson genommen werden. Ich
rate Wilson-Patientinnen, die schwanger werden wollen, ihren Gynäkologen zu Rate zu ziehen, ihre Krankheit zu erklären und zu
versuchen, eine alternative Vitamin-/Mineralkur zu erarbeiten. Ei-

nige Vitamine wie Folsäure sind wichtig für die normale Entwicklung des Fötus und sollten auf jeden Fall während der Schwangerschaft genommen werden.

Befolgung der Einnahmevorschriften

Die Bedeutung der genauen **Befolgung der Einnahmevorschriften** kann nicht überbetont werden. Morbus Wilson kann mit **entkupfernden Medikamenten** wirksam behandelt und vorgebeugt
werden, aber die Medikamente müssen eingenommen werden. Einigen Patienten mag dies zu simpel und vielleicht sogar zu absurd
erscheinen, um diskutiert zu werden. Meine Erfahrung weist jedoch darauf hin, dass rund 10% der Patienten in den ersten Jahren
der Therapie ernsthafte Probleme mit der Befolgung der Einnahmevorschriften haben, und ganze 25% geringere Probleme mit der
Einhaltung der Einnahmevorschriften in dieser Zeit aufweisen.

Es ist zu beachten, dass es sich um eine lebenslange Therapie
handelt und dass sie oft bei relativ jungen Menschen begonnen
wird. Junge Menschen ändern noch häufig ihren Lebensstil. Sie
müssen vielleicht ihr Elternhaus verlassen, um zu studieren oder
zu arbeiten, heiraten und gründen Familien. Im Laufe dieser Zeit
(während sie ihren Lebensstil ändern) verliert das genaue Einnehmen der Medikamente seine Priorität, besonders wenn es den Patienten für einige Zeit gut gegangen ist. Man kann nicht stark genug
betonen, dass dies nicht geschehen darf. Die Krankheit ist immer
noch da. Ohne richtige Verwendung der entkupfernden Medikamente wird das Kupfer sich erneut ansammeln und Vergiftungen
in Form von Leber- oder Gehirnschädigungen verursachen. Das
entkupfernde Medikament muss genommen werden und es muss
gewissenhaft genommen werden.

Um sicherzugehen, dass die Einnahmevorschriften genau befolgt werden, können erstens regelmäßige Kontrolluntersuchungen
von einem Arzt durchgeführt werden. Die regelmäßige Kontrol-

le des Urins wird sicherstellen, dass das Urinkupfer und Urinzink sowie das freie, nicht an Coeruloplasmin gebundene Serum-Kupfer im angemessenen Bereich liegen. Ist dies nicht der Fall, ermöglicht dies dem behandelnden Arzt, den Patienten zu warnen, dass die Einhaltung der Einnahmevorschriften nachlässt. Diese regelmäßige Kontrolle dient dem Patienten auch als weitere Erinnerung daran, dass die Medikamente genommen werden müssen, unabhängig vom Ergebnis. Zu Beginn der Therapie sollten die Kontrolluntersuchungen alle 3–6 Monate stattfinden. Danach kann die Häufigkeit der Untersuchungen verringert werden, wenn der Patient sich an die Einnahmevorschriften hält; sie sollten jedoch bei allen Patienten mindestens jährlich erfolgen.

Hat der Patient Probleme, an die Einnahme der Medikamente zu denken, empfehle ich verschiedene Maßnahmen, wie z. B. eine Armbanduhr mit Alarmfunktion oder eine wöchentliche Pillendose, gefüllt mit je drei Tabletten pro Tag. Im Verlauf der Woche kann die Pillendose kontrolliert werden, und wenn das Medikament nicht genommen wurde, ist dies eine offensichtliche Erinnerung für den Patienten, sich mehr zu bemühen. Pillendosen sind mit eingebauten Zeitmessern erhältlich. Familienmitglieder oder andere ständige Begleiter des Betroffenen können sehr hilfreich bei der Betonung der richtigen und gewissenhaften Einnahme der entkupfernden Medikamente sein. Kann oder will der Patient die Verantwortung für eine genaue Befolgung der Einnahmevorschriften nicht übernehmen, ist es von besonderer Bedeutung, jemanden zu bestimmen, der diese Verantwortung übernimmt.

Ich sollte auch betonen, dass wiederholte Leberbiopsien zur Behandlung des Morbus Wilson nicht nötig sind. Nachdem die Diagnose gestellt worden ist, sind die Kupferkonzentrationen in der Leber für die Behandlung nicht von Bedeutung. Im Allgemeinen fallen die Kupferkonzentrationen unter Therapie, jedoch nicht in vorhersagbarem Maße, so dass diese Konzentrationen keine Informationen über die Angemessenheit einer Entkupferungstherapie liefern. Grund dafür ist, dass ein Großteil des Kupfers in nicht giftiger Form gespeichert wird und nur langsam und im Laufe der Zeit freigelassen wird. Relevante Messungen zur Einschätzung des Zustands der Leber bezüglich der Kupfer-Toxizität sind Leber-funktionstests wie Transaminasen, Bilirubin und Albumin.

Andere Aspekte der Behandlung

Es ist sehr üblich, dass Patienten auf eine so genannte »**kupfer-arme Diät**« eingestellt werden. In den meisten Fällen ist dies ein Überbleibsel aus der Zeit, in der Tabellen des Kupfergehalts von Nahrungsmitteln veröffentlicht und viele Nahrungsmittel als stark kupferhaltig eingestuft wurden. Wir haben die meisten Nahrungs-mittel, die in der normalen Ernährung eines Patienten vorkom-men, erneut gemessen und nur zwei gefunden, die genügend hohe Kupferkonzentrationen aufweisen, um den Wilson-Patienten zu beunruhigen. Eines davon ist Leber. Leber weist hohe Kupfer-konzentrationen auf, insbesondere wenn es sich um die Leber von einem Masttier handelt, wie z. B. einem Rind, Schwein oder Schaf. Diesen Tieren werden große Mengen von Mineralien gegeben, um ihr Wachstum zu fördern; diese zusätzlichen Mineralien wer-den in der Leber gespeichert. Daher sorgt ein Lebergericht für ei-nen Kupferwert, der einer Kupferaufnahme von sechs Tagen ent-spricht (ca. 6,0 mg). (Die normale Aufnahme aus der Nahrung ist ca. 1,0 mg). Außer in sehr kleinen Mengen sollte Leber daher ver-mieden werden. Ein kleines Stück Leberpastete kann aber gele-gentlich gegessen werden.

Das andere Nahrungsmittel, welches wir in einem gewissen Maße einschränken, sind Meeresfrüchte. Sie enthalten nicht so viel Kupfer wie Leber, allerdings wesentlich mehr als andere Nah-rungsmittel. Ich empfehle keine Meeresfrüchte während der ers-ten sechs Therapiemonate. Danach sollte höchstens ein Gericht mit Meeresfrüchten pro Woche konsumiert werden.

Andere Nahrungsmittel müssen nicht eingeschränkt werden. Wir finden keine genügend hohe Kupferkonzentration in Schokolade, Nüssen, Pilzen, Bohnen etc., um jegliche Art der Einschränkung zu rechtfertigen. Ebenfalls zu beachten ist, dass, wenn der Patient unter Zink-Therapie ist, das Zink die Absorption des Nahrungskupfers blockiert, so dass sogar beim Essen von Nahrungsmitteln mit relativ hohem Kupfergehalt der Großteil der Absorption dieses Kupfers blockiert wird.

Es ist empfehlenswert, den Kupfergehalt des Trinkwassers des Patienten im Haus, in der Schule oder am Arbeitsplatz messen zu lassen. Normalerweise liegt die Kupferkonzentration in solchem Wasser weit unter 0,1 mg/l. Die amerikanische Umweltschutzbehörde erlaubt bis zu 1,2 mg/l, doch unserer Meinung nach ist das ein wenig zu hoch für Wilson-Patienten. Wir empfehlen, dass auf eine alternative Wasserquelle zum Trinken und Kochen zurückgegriffen wird, wenn der Kupfergehalt des Trinkwassers über 0,1 mg/l liegt.

Verbesserung der Symptome

Der Patient und seine Familie müssen sich darüber im Klaren sein, dass entkupfernde Medikamente nur hinsichtlich der Kupferregulierung wirken. Die Symptome des Patienten beeinflussen sie nicht direkt. Nachdem unter der Initialtherapie das Kupfer unter Kontrolle gebracht wurde, wird der Körper des Patienten nach einem Zeitraum von ca. sechs Monaten beginnen, Leber- oder Gehirnschädigungen zu heilen; **es muss jedoch betont werden, dass dieser Heilungsprozess von den Selbstheilungskräften des Patienten abhängt, jedoch nicht von den Medikamenten**. Daher ist es nicht sinnvoll, während der Erhaltungstherapie die Medikamente zu wechseln, um zu sehen, ob die Symptome sich daraufhin verbessern. Solange das Kupfer reguliert wird, tut das entkupfernde Medikament alles, was für jegliches entkup-

ferndes Medikament zu tun möglich ist. Normalerweise braucht
der Heilungsprozess im Patienten alles in allem bis zu zwei Jahre.
Es gibt also einen Zeitraum der möglichen Symptomverbesserung,
der ca. sechs Monate nach dem Beginn der Entkupferungstherapie beginnt und zwei Jahre dauert. Danach ist jegliche verbleibende Schädigung oder Behinderung meist permanent, obgleich
gelegentlich bei einigen Patienten eine kleine zusätzliche Verbesserung nach diesen zwei Jahren vorkommt.

Ist das Nervensystem des Patienten betroffen und hat er Probleme bei der Steuerung von Bewegungen, ist es wichtig, dass er in
der frühen Phase der Therapie so viel Bewegung und körperliche
Rehabilitation wie nötig bekommt, um so viele körperliche Funktionen wie möglich zu erhalten. Dies unterstützt die Genesung,
wenn das Nervensystem sich selbst zu heilen beginnt, und ermöglicht maximale Ergebnisse in Bezug auf diese Funktionen. Aber
sogar wenn die Symptome permanent sind, kann zur Verbesserung der Symptome des Patienten beigetragen werden: u. a. durch
Medikamente zur Behandlung gewisser Symptome sowie durch
Übungsprogramme und Beschäftigungstherapie. Es können z. B.
verschiedene Medikamente zur Unterstützung der Kontrolle von
Tremor und **Dystonie** eingenommen werden. Zu diesem Zweck
sollte der Rat eines Neurologen/Spezialisten für **Bewegungsstörungen** eingeholt werden.

Das gleiche gilt für die Sprachtherapie. Der Patient sollte so
viel wie möglich seine verbalen Fähigkeiten weiter üben, so dass,
wenn eine bessere Kontrolle der Sprachmuskeln eintritt, er in der
Lage ist, diese Verbesserung auszunutzen.

Für Patienten, die primär eine Lebermanifestation aufwiesen,
ist es wichtig, dass die Leber nicht zusätzlich belastet wird. Insbesondere sollte von alkoholischen Getränken Abstand genommen
werden, d. h. der Patient sollte überhaupt keinen Alkohol trinken.
Obgleich keine Studien unter Berücksichtigung von Morbus Wilson durchgeführt worden sind, wurde bei anderen chronischen

Erkrankungen der Leber nachgewiesen, dass es Patienten, die keinen Alkohol trinken, besser geht als anderen, die – wenn auch nur in geringen Mengen – Alkohol zu sich nehmen. Für Patienten mit neurologischer Manifestation oder präsymptomatisch Diagnostizierte ist der Rat bezüglich alkoholischer Getränke nicht ganz eindeutig. Einerseits haben die meisten dieser Patienten einen geringen unterschwelligen Leberschaden, doch andererseits ist solch ein Leberschaden meist milder als bei jenen, die eine klinische Lebererkrankung aufweisen. Wahrscheinlich ist Alkohol in geringen Mengen nicht gefährlich. Es sollte jedoch nicht mehr als durchschnittlich ein alkoholisches Getränk pro Tag sein.

Einige Patienten, die eine relativ starke Lebererkrankung haben, bedürfen eventuell einer fortdauernden Betreuung eines Hepatologen (Leberspezialisten). Das Problem der Wasseransammlung, das einige Patienten haben, bedarf vielleicht andauernder Salzeinschränkung und diuretischer Therapie (Medikamente, die zur Erhöhung von Salz und Flüssigkeit im Urin führen), bis die Flüssigkeitsansammlung weggeht. Bei Problemen mit Blutungen aus **Krampfadern des Magens oder der Speiseröhre** (eine Komplikation bei einigen Patienten mit **Zirrhose**), ist eine sorgfältige Betreuung durch einen Hepatologen vonnöten.

Hat ein Patient als Teil seiner Erkrankung Probleme mit emotionalen Störungen, benötigt er eventuell eine andauernde Betreuung durch entsprechende Ärzte und vielleicht eine fortdauernde Therapie mit Antidepressiva oder anderen Medikamenten, bis diese Symptome abklingen. Die Rolle der Familie bei der emotionalen Unterstützung des Patienten in diesen schweren Zeiten ist sehr groß, besonders in den ersten zwei Therapiejahren.

Natürlich muss man bedenken, dass, nur weil ein Patient Morbus Wilson hat, nicht alle gesundheitlichen Probleme dieses Patienten auf Morbus Wilson zurückzuführen sind.

Kapitel 10

Langfristige Risikofaktoren und Aussichten

Die langfristige Aussicht ist für die meisten Patienten ziemlich positiv. Dennoch gibt es einige Risikofaktoren, derer sich alle Patienten bewusst sein sollten. In diesem Kapitel werden wir die langfristigen Risikofaktoren und Aussichten für verschiedene Patiententypen besprechen.

Langfristige Risikofaktoren

Krampfadern der Speiseröhre und des Magens

Die meisten Patienten mit Morbus Wilson haben zumindest eine moderate Menge an **Zirrhose**. Wie zuvor erklärt wurde, bedeutet Zirrhose, dass es eine Vernarbung in der Leber gibt. Eine der Folgen dieser Vernarbung ist, dass der Blutfluss von einer großen Vene, der **Pfortader**, in die Leber teilweise blockiert ist. Die Pfortader hat überall im Magen-Darm-Trakt Äste. Ihre Aufgabe ist es, Blut aus dem Magen-Darm-Trakt aufzunehmen, damit die Nährstoffe aus unserer Nahrung zuerst zur Leber gelangen, wo einige von ihnen aufgenommen und verarbeitet werden. Bei entsprechend starker Zirrhose führt die partielle Blockade des Blutstroms in die Pfortader zu einem höheren Blutdruck in der Pfortader, **Pfortaderhochdruck** genannt. Der erhöhte Druck im Pfortadersystem kann einen Stau in den kleineren Venen oder Ästen, die in die Pfortader führen, verursachen. Bei Venen, die von der Speiseröhre und dem Magen kommen, kann dies zu einem Anschwellen und Wölben in das Innere dieser Organe führen. Diese sich wölbenden Venen werden in Abhängigkeit von ihrer Lage **Krampfadern der Speiseröhre (Ösophagusvarizen)** oder **Krampfadern des Magens (Magenvarizen)** genannt.

Wenn diese variziösen Venen stark genug in die Speiseröhre oder den Magen drücken, können sie manchmal platzen und bluten. Diese Blutung geht in den Magen-Darm-Trakt, und der Patient wird eines der folgenden Symptome aufweisen: Bei einer eher starken Blutung wird der Patient möglicherweise Blut oder eine »kaffeesatzähnliche« Substanz erbrechen; hierbei handelt es sich um von der Magensäure verfärbtes Blut. Ist die Blutung schwächer, wird das Blut durch den Magen-Darm-Trakt gehen und sich in eine schwarze, teerige Substanz verwandeln, die wiederum eine kohlschwarze und teerige Verfärbung des **Stuhls** verursacht. Wir beziehen uns hier nicht auf dunkelbraunen, sondern eher kohlschwarzen Stuhl. Sieht der Wilson-Patient schwarzen Stuhl oder erbricht Blut oder eine kaffeesatzähnliche Substanz, deutet dies wahrscheinlich auf Blutungen aus Krampfadern der Speiseröhre und des Magens hin. Da man nicht wissen kann, wie stark die Blutung ist oder ob sie, wenn sie sachte begonnen hat, stärker werden wird, ist dies ein Hinweis für den Patienten, sich sofort in die Notaufnahme eines Krankenhauses zu begeben. In der Notaufnahme sollte dem medizinischen Personal die Situation erklärt werden: dass der Patient Morbus Wilson mit einer Zirrhose hat, dass das Risiko von Blutungen durch Krampfadern der Speiseröhre oder des Magens besteht und dass dies die wahrscheinliche Ursache der Blutung sei. Damit unterstützt der Patient das Personal effizienter bei der Entscheidungsfindung, welche diagnostischen Schritte und welche Behandlung auszuführen sind.

Das Risiko der Blutung durch Krampfadern der Speiseröhre oder des Magens sollte ernst genommen werden. In jeder klinischen Gruppe relativ zahlreicher Wilson-Patienten gibt es immer wieder Patienten, die an blutenden Krampfadern sterben. In unserer bestimmten Patientengruppe haben wir drei Patienten aufgrund von Blutungen durch Krampfadern verloren.

Ich weise auf das soeben Genannte hin, nicht um Patienten übermäßig zu beunruhigen, sondern um sie darauf aufmerksam zu machen, dass die Blutung stark sein kann. Oft wird sie mäßig sein und vom medizinischen Personal der Notaufnahme effektiv behandelt werden können, doch die Diagnose und Behandlung sollte unverzüglich erfolgen. Wir hatten einen Patienten, der fast 20 Stunden in der Notaufnahme eines kleinen Krankenhauses verbrachte, ohne dass zielgerichtet versucht wurde, die Blutung zum Stillstand zu bringen. Dieser Patient starb schließlich, nachdem er zu spät in ein großes medizinisches Zentrum verlegt wurde, um sein Leben retten zu können.

Das Risiko der Blutung durch Krampfadern ist am höchsten bei den Patienten, die sich ursprünglich mit einer Lebermanifestation vorgestellt haben. Zweifelsohne ist dies darauf zurückzuführen, dass sie die stärkste Leberschädigung und die stärkste Zirrhose haben. Bei Patienten mit neurologischer Manifestation ist das Risiko geringer; ebenso bei **präsymptomatischen** Patienten. Das Risiko scheint sich zu verringern, je länger der Patient unter effektiver Entkupferungstherapie war und keine Blutung aufgetreten ist. Das heißt, wenn nach 10–15 Jahren effektiver entkupfernder Behandlung kein Blutungsvorfall aufgetreten ist, ist von diesem Zeitpunkt an das Risiko wahrscheinlich ziemlich gering.

Leberversagen

Wie zuvor erläutert, bedeutet **Leberversagen**, dass die Leber nicht den Anforderungen des Körpers nachkommen kann. In diesem Abschnitt werden wir über Patienten sprechen, die wirksam mit **entkupfernden Medikamenten** behandelt worden sind und entweder 1.) weiter zu einem gewissen Grad Leberversagen haben (die Leberfunktion hat sich nicht genügend regeneriert, um dem Leberversagen Einhalt zu gebieten) oder 2.) das Leberversagen wiederholt sich zu einem späteren Zeitpunkt, meistens aufgrund von mangelhafter **Befolgung der Einnahmevorschriften** oder vielleicht aufgrund eines zusätzlichen Typs von Leberschädigung. Bei Leberversagen ist das **Bilirubin** im Blut normalerweise zumindest leicht erhöht. Sie werden sich aufgrund des bisher Gesagten erinnern, dass Bilirubin ein Abfallprodukt ist, bei dessen Verarbeitung die Leber helfen muss. Versagt die Leber, kann sie dieser Aufgabe nicht ganz nachkommen, und das Bilirubin sammelt sich im Blut. Bei einer starken Erhöhung des Bilirubins im Blut kommt es zu einer Gelbfärbung der Haut und des weißen Teils der Augen. Ist es nur eine leichte Erhöhung, sind die Haut und der weiße Teil der Augen dagegen nicht gelb.

Neben der potentiellen Erhöhung von Bilirubin beim Leberversagen kann es eine Erniedrigung des **Albumins** im Blut geben. Sie erinnern sich vielleicht, dass Albumin eine von der Leber produzierte Substanz ist und in das Blut freigegeben wird. Albumin hilft, die Flüssigkeit des Blutes in den Blutgefäßen zu halten, indem es seine Abwanderung in das Gewebe verhindert. Verflüchtet sich zu viel Flüssigkeit in das Gewebe, kann es sich in den unteren Teilen der Beine ansammeln, ein Phänomen, das **Ödem** genannt wird. Sammelt es sich im Bauchraum, spricht man von **Aszites**.

Ein dritter Aspekt des Leberversagens ist ein Versagen der Produktion einiger **Blutgerinnungsfaktoren**, die zur Verhinderung von Blutungsproblemen benötigt werden. Obgleich der an Leberversagen leidende Patient keine offensichtliche Blutung zu haben braucht, kann der geringe Anteil dieser Gerinnungsfaktoren im Blut nachgewiesen werden und einen Risikofaktor bei zusätzlicher Blutung (entweder nach einem Trauma oder im Zusammenhang mit **Krampfader-Blutungen**) darstellen.

Ein vierter Aspekt des Leberversagens ist die **hepatische Enzephalopathie**. Eine der Aufgaben der Leber ist es, proteinhaltige

Nahrung zu verarbeiten. Ist sie nicht in der Lage, diese Aufgabe vollständig auszuführen, sammeln sich gewisse Produkte der proteinhaltigen Nahrung, vor allem Ammoniak, im Blut an. Sind die Konzentrationen hoch genug, greifen sie das Gehirn an; dies wird hepatische Enzephalopathie genannt. Sie verursacht Symptome von verlangsamtem und manchmal »verschwommenem« Denken und kann in sehr ernsten Fällen bis zu Koma und Tod führen. Eine hepatische Enzephalopathie wird gewöhnlich behandelt, indem der Proteingehalt der Nahrung verringert wird. Zusätzlich werden Medikamente gegeben, die entweder den Transport der Nahrungsmittel durch den Darmtrakt beschleunigen (Lactulose) oder die Bakterien hemmen, die zum Zerlegen der proteinhaltigen Nahrungsmittel beitragen und die Ammoniakkonzentration erhöhen (Neomycin).

An Leberversagen leidende Wilson-Patienten, die eine adäquate Entkupferungstherapie erhalten, erholen sich in den meisten Fällen. Die verschiedenen von mir soeben beschriebenen Parameter (wie Bilirubin und Albumin) normalisieren sich. Dennoch ist gelegentlich die Schädigung so ernst, dass keine komplette Genesung stattfindet und ein leichtes Leberversagen bestehen bleibt. Ich hatte einen solchen Patienten. Er hatte eine leichte Erhöhung des Bilirubins, etwas niedriges Albumin im Blut und eine Tendenz zur Flüssigkeitsansammlung, gewöhnlich um die Knöchel. Er benötigte Salzrestriktion und eine Behandlung mit Medikamenten, die Diuretika genannt werden, um eine Ansammlung der Flüssigkeit zu verhindern. Ebenso benötigte er eine proteinarme Diät und Lactulose-Therapie zur Verhinderung von Enzephalopathie-Symptomen. Wir behandelten diesen Patienten und sein Leberversagen erfolgreich für zehn Jahre mit Zink als entkupfernde Therapie, ohne dass sich sein Zustand veränderte. Irgendwann wurde er des, seines Empfindens nach, eingeschränkten Lebensstils müde und entschied sich für eine **Lebertransplantation**; seitdem geht es ihm gut.

Vielleicht üblicher ist der Patient, dessen Leberversagen sich erholt und der dann irgendwann wieder in ein Leberversagen zurückfällt. Dies geschieht meist aufgrund der Nichtbeachtung der medikamentösen Einnahmevorschriften. Jedes Mal, wenn dies geschieht, kommt es zu zusätzlichen Leberschädigungen und zu einem erhöhten Risiko, dass sich bei wieder aufgenommener Entkupferungstherapie die Leber des Patienten nicht ausreichend erholen wird, so dass entweder das oben beschriebene Programm bei Leberversagen oder eine Transplantation nötig wird. Es kann auch sein, dass das Leberversagen auf einer weiteren Erkrankung der Leber beruht, z. B. durch Alkoholmissbrauch oder Nebenwirkungen anderer verordneter Medikamente. Die schon vom Morbus Wilson geschädigte Leber kann nach dieser zweiten Schädigung nicht angemessen arbeiten und die Folge ist ein Leberversagen.

Leberversagen ist also ein langfristiger Risikofaktor dieser Krankheit, doch mit Ausnahme der Fälle aufgrund von Nichtbeachtung der Einnahmevorschriften habe ich kein Leberversagen bei unseren behandelten Patienten auftreten oder wiederkehren sehen.

Mit der Atmung verbundene Komplikationen

Einige der sich mit neurologischer Manifestation vorstellenden Patienten haben Schwierigkeiten zu schlucken, ein Phänomen, das **Dysphagie** (Schluckstörung) genannt wird. Bei starken Schluckstörungen kann es zum Verschlucken kommen. Dies bedeutet, dass Flüssigkeits- und/oder Nahrungspartikel eher durch die Luftröhre als durch die Speiseröhre hinunter in den Bauch gehen. Die medizinische Bezeichnung hierfür ist **Aspiration**. Während normalerweise jeder ab und zu versehentlich zu einem geringen Grad aspiriert, besteht Gefahr bei wiederholter oder chronischer Aspiration oder bei Aspiration großer Mengen. In diesen Fällen können folgende Probleme auftreten: Einerseits kann es zu einer Aspirationspneumonie kommen, die dann entsteht, wenn ausreichend

Substanz aspiriert wurde, um eine Infektion in den Lungen hervorzurufen. Des Weiteren ist durch wiederholte Aspiration eine chronische Lungenerkrankung aufgrund der Verletzung des normalen Lungengewebes möglich. Dies führt dazu, dass fibröses Gewebe die Luftsäckchen in der Lunge ersetzt, durch die Luft ins Blut absorbiert wird. Eine solche chronische Lungenerkrankung kann letztlich zu Atemschwierigkeiten und irgendwann zum Tode führen.

Die normale Maßnahme zur Vorbeugung von Aspiration verursachender Dysphagie ist das Einführen eines Magenschlauchs durch die Haut des Bauches in den Magen. Der medizinische Ausdruck hierfür ist **Gastrostomie**. Der Schlauch ermöglicht die direkte Zufuhr von Nahrung und Medikamenten in den Magen. Obgleich sich dies nach einem größeren chirurgischen Eingriff anhört, ist es wirklich kein schwieriger Vorgang. Durch ihn kann nicht nur die Aspirationspneumonie vorgebeugt werden, sondern den Patienten auch auf andere Art geholfen werden: Er gewährleistet, dass Patienten, die aufgrund ihrer Schwierigkeiten beim Schlucken Probleme haben, eine adäquate Ernährung zu erhalten, diese nun bekommen. In einigen Fällen ist das Essen zu einem langen, harten Kampf geworden. Oft helfen andere Menschen, dass der Patient ausreichend Nahrung zu sich nimmt. Eine Gastrostomie schaltet dieses Problem aus. Ebenso hilft ein solcher Schlauch Patienten, ihre Medikamente einzunehmen, wenn sie Schwierigkeiten hatten, Kapseln oder Tabletten zu schlucken.

Nach unseren Erfahrungen kehrt die Schluckfunktion nach 1–1½ Jahren entkupfernder Therapie zurück und der Gastrostomie-Schlauch kann entfernt werden. Normalerweise ist der Schlauch also keine permanente Maßnahme. Sogar mit dem Schlauch kann dem Patienten ein Geschmacksgenuss erlaubt werden. Bei schrittweiser Verbesserung des Schluckens kann ihm ebenfalls erlaubt werden, etwas Essen über den Mund aufzunehmen, besonders die von ihm am besten ohne Aspiration tolerierten Nahrungsmittel.

Im Falle von Unsicherheiten bezüglich der Frage, ob der Aspirationsgrad eines Patienten ein medizinisches Problem darstellt, kann eine Untersuchung des Schluckaktes, bei der Barium gegeben und die Aspirationsmenge durch Röntgenstrahlen beobachtet wird, sehr hilfreich sein.

Wir haben einen Patienten aufgrund einer chronischen Lungenerkrankung durch chronische Aspiration verloren. Dies war ein Patient, der eine Gastrostomie abgelehnt hat. Ebenso haben wir zwei weitere Gastrostomie ablehnende Patienten aufgrund von Aspirationspneunomie verloren.

Unfälle

Es muss beachtet werden, dass Patienten mit neurologischen Behinderungen, die Koordinationsstörungen involvieren, mehr zu Unfällen neigen als Patienten ohne solche Behinderungen. Aufgrund von vermehrten Stürzen haben diese Patienten z. B. ein größeres Risiko ernsterer Verletzungen.

Nichtbeachtung der Einnahmevorschriften *(noncompliance)*

Wie wir in diesem Buch beschrieben haben, bedeutet Nichtbeachtung ein Versagen, die entkupfernde Medikation den Einnahmevorschriften entsprechend einzunehmen. Meines Erachtens ist das der größte Risikofaktor bei Wilson-Patienten. In unserer Patientengruppe, die wir für mehrere Jahre als Forschungssubjekte verfolgten, um Zink als **Erhaltungstherapie** zu entwickeln, beobachteten wir bei 9% der Patienten eine ernsthafte **Nichtbeachtung der Einnahmevorschriften** *(noncompliance)*. Eine schwache oder phasenweise Nichtbeachtung der Einnahmevorschriften trat bei 25% der Patienten auf. Dies geschah, obwohl die Patienten von uns engmaschiger untersucht wurden, als es in der normalen medizinischen Praxis üblich ist. Das heißt, wir überprüften in Intervallen von sechs Monaten ihren Urinkupfer- und Zinkstatus und

schickten Erinnerungsbriefe mit dem Hinweis, das Zink einzunehmen, wenn wir ungünstige Werte beobachteten. Darüber hinaus nahmen wir diese Patienten in jährlichen oder zweijährlichen
Intervallen ins Krankenhaus auf. War die Einhaltung der Einnahmevorschriften bei einem bestimmten Patienten ein Problem,
führten wir mit ihm darüber direkte Gespräche. Die Intensität der
Kontrolluntersuchungen schuf somit für diese Patienten die ideale Situation für eine gute Einhaltung der Einnahmevorschriften.
Trotz alledem kam es zu den zuvor beschriebenen Prozentzahlen
der Nichtbeachtung der Einnahmevorschriften. An einer anderen
Stelle in diesem Buch (Kapitel 9) bespreche ich einige der Herangehensweisen zur Minimierung der Nichtbeachtung der Einnahmevorschriften. Hier stelle ich sie lediglich als einen großen Risikofaktor vor.

Langfristige Aussichten

Patienten, die sich mit Lebererkrankung vorstellten

Nach unseren Erfahrungen erholen sich Patienten, die sich mit
sogar recht ernser Lebererkrankung – einschließlich Leberversagen – vorstellen, von der Lebererkrankung und können ein normales Leben führen. Sie werden jedoch immer eine **Zirrhose** haben. Wir haben Patienten in manchen Fällen 15 Jahre und mehr
unter Zink-Therapie beobachtet und kein Fortschreiten der Lebererkrankung festgestellt. Mit anderen Worten ist die Lebererkrankung stabil geblieben. Aufgrund dieser Tatsache bin ich der
Überzeugung, dass, solange die entkupfernde Medikation gewissenhaft eingenommen wird und sich kein unglücklicher Vorfall er-
eignet, die Leber dieser Patienten ein Leben lang halten wird. Ein
unglücklicher Vorfall wäre eine Phase der Nichtbeachtung der Einnahmevorschriften, die Entwicklung einer **Hepatitis**, z. B. von einer Virushepatitis, Alkohol- oder Drogenmissbrauch, oder eine

andere Schädigung der Leber wie eine Nebenwirkung eines verordneten Medikaments. (Aus diesem Grund empfehlen wir normalerweise, dass die verordneten Medikamente minimale Nebenwirkungen auf die Leber haben).

Patienten, die sich mit neurologischer und/oder psychia-trischer Erkrankung vorstellten

Unsere Erfahrung mit dieser Art von Patienten ist, dass die meisten während der ersten 1½–2 Jahre unter wirksamer Entkupferungstherapie ihre neurologischen Funktionen im Wesentlichen
wiedergewinnen. Im Allgemeinen verbessert sich die Sprache, obgleich bei einer zuvor recht starken Beeinträchtigung immer noch
eine gewisse Sprachauffälligkeit verbleiben kann. Seltsamerweise
ist bei drei Patienten, die wir gesehen und behandelt haben, die
Sprache niemals wiedergekehrt.

Die **Dystonie** wird sich verbessern und irgendwann verschwin-
den. Hat der Patient jedoch starke Gelenk-Kontrakturen, die starr
geworden sind, werden diese Gelenke ihre normale Funktionsfähigkeit nicht ohne einen chirurgischen Eingriff wiedererlangen.
Aus diesem Grund empfehlen wir diesen Patienten Physiothera-
pie und/oder gute Übungsprogramme in den ersten zwei Therapiejahren, damit ein möglichst großer Umfang an Bewegung und
physiologischer Funktionsfähigkeit wiedererlangt werden kann.

Ebenso verbessert sich normalerweise der Tremor, obgleich ich
gelegentlich Patienten gesehen habe, bei denen dies leider nicht der
Fall war. Die psychiatrischen Symptome verbessern sich im Allgemeinen und gehen oft vollständig weg. Der gelegentlich auftretende
Patient mit starken Kopfschmerzen, wird – wenn sie aufgrund von
Morbus Wilson auftreten – von diesem Symptom befreit. Schluck-
probleme verbessern sich normalerweise erheblich während der
ersten 12–18 Monate. Die Schlaflosigkeit einiger Patienten verbessert sich – wenn sie auf Morbus Wilson zurückzuführen ist – meist
während des ersten Therapiejahres, jedoch nicht immer.

Allgemein gesagt, sind die nach zwei Behandlungsjahren verbleibenden Symptome des Morbus Wilson dauerhaft, d. h. die Verbesserungsphase dauert zwei Jahre; danach gibt es kaum Verbesserungen. In seltenen Fällen verbessert sich der Zustand einiger Patienten noch während des dritten und gelegentlich sogar im vierten Jahr.

Solange der Patient weiterhin entkupfernde Medikamente einnimmt, sollte während der Erhaltungstherapie keine Verschlechterung der Symptome auftreten. Folglich kann die Krankheit durch Einnahme entkupfernder Medikation vollständig stabilisiert und ein weiteres Fortschreiten verhindert werden. Dies gilt sowohl für psychiatrische als auch für neurologische Symptome.

Präsymptomatische Patienten

Diejenigen Patienten, die bisher keine Symptome gezeigt haben, weisen meistens leichte Anzeichen einer Lebererkrankung auf. In diesen Fällen ist die Leber kontinuierlich geschädigt worden, aber nicht stark genug, um von Ärzten diagnostiziert werden zu können. Die Aussichten für solche Patienten sind im Allgemeinen gut. Wenn sie ihre entkupfernden Medikamente richtig nehmen, sollten sie nie symptomatisch werden. Sie werden immer eine leichte unterschwellige Lebererkrankung aufweisen und haben ein leichtes Risiko der Blutung durch Krampfadern der Speiseröhre oder des Magens. Dennoch ist die Gesamtaussicht auf ein normales Leben sowie die Lebenserwartung sehr gut.

Kapitel 11

Oft (und gelegentlich) gestellte Fragen zu Morbus Wilson und Informationsquellen zum Thema

Fragen zu Morbus Wilson

Da eine Lebertransplantation Morbus Wilson heilt und der Patient dadurch die geschädigte Leber verliert, warum wird sie dann nicht viel öfter statt einer medikamentösen Entkupferungstherapie in Betracht gezogen?

Es gibt viele Gründe, eine Lebertransplantation zu umgehen, es sei denn, sie ist absolut notwendig, um das Leben des Patienten zu retten. Erstens ist eine Lebertransplantation ein gefährliches Verfahren mit einer ca. 20%igen Todesrate im ersten Jahr. Zweitens muss der Patient für den Rest seines Lebens Medikamente gegen eine Abstoßung nehmen, und diese haben Nebenwirkungen, wie z. B. eine abnehmende Infektionsresistenz. Drittens kann die transplantierte Leber irgendwann abgestoßen werden, woraufhin eine weitere Transplantation nötig wäre. Viertens ist sie mit Kosten von über $ 200.000,- sehr teuer. Fünftens gibt es bei weitem zu wenig für Transplantationen zur Verfügung stehende Lebern, so dass deren Verwendung für Patienten, die sie nicht dringend benötigen, anderen Patienten die Chance auf Lebensrettung nehmen könnte. Schließlich ist die medikamentöse Therapie effektiv und bei den meisten Patienten ein hervorragender Weg zu einem fast normalen Leben.

Meine Tochter hat Morbus Wilson und wurde mit Penicillamin und später für einige Jahre mit Zink behandelt. Noch immer hat sie ein ziemlich starkes Sprachproblem, Tremor und andere neurologische Symptome. Ihr Arzt hat mit einem Lebertransplantations-Chirurgen gesprochen, der sagte, es gäbe Berichte, dass Lebertransplantationen bei neurologischen Symptomen des Morbus Wilson helfen könnten. Sollte meine Tochter eine Lebertransplantation in Betracht ziehen?

Nein! Und, in aller Deutlichkeit, nochmals nein! Es gab einige Veröffentlichungen von Gruppen von Transplantations-Chirurgen, die behaupten, dass Lebertransplantationen für neurologische Symptome von Vorteil seien. Diese Behauptungen entstehen jedoch aus einem absoluten Mangel an Verständnis dafür, wann neurologische Verbesserungen nach der Behandlung von Morbus Wilson eintreten.

Lassen Sie mich als erstes unmissverständlich klar machen, dass eine neue Leber in einem Wilson-Patienten das Kupferansammlungsproblem korrigiert, weil es die Leber ist, die für den Erhalt von normalen Kupferkonzentrationen verantwortlich ist; eine neue Leber wird den Kupferstatus im Patienten normalisieren. Es muss jedoch auch hervorgehoben werden, dass die neue Leber für neurologische Symptome nur insofern von Vorteil sein kann, indem sie das Kupfer reguliert. Sie tut nichts Direktes zur Verbesserung der neurologischen Symptome. Anders ausgedrückt ist eine Lebertransplantation, was das Gehirn anbelangt, nur eine ausgefallene entkupfernde Behandlung.

Um den Fehler zu verstehen, den die Chirurgen gemacht haben, erinnern Sie sich zunächst an die Diskussion über den Zeitpunkt

der Verbesserung von neurologischen Symptomen nach entkupfernder Therapie. Die Verbesserung beginnt ca. sechs Monate nach
Therapiebeginn und endet ungefähr nach zwei Jahren; nach dieser
Zeitspanne sind die verbleibenden Symptome dauerhaft. Die Chirurgen reden über Patienten, denen die medikamentöse Therapie
nicht geholfen hat und die dann nach der Transplantation neurologische Verbesserungen aufweisen. Diese Patienten wurden jedoch
innerhalb der ersten sechs Monate der medikamentösen Therapie
transplantiert, also in der Zeitspanne, in der keine Verbesserung
zu erwarten ist! Dann, nach der Transplantation, kommen die Patienten in die Phase nach den sechs Monaten und ihr Zustand verbessert sich, wie sollte es anders sein, denn sie befinden sich im
Zeitraum der 6–24 Monate, in dem die Verbesserungen eintreten.
Und dann – was noch schlimmer ist – heben die Chirurgen hervor,
dass, wenn sie Patienten nach langfristiger (mehrjähriger) medi-
kamentöser Therapie transplantieren, keine neurologische Verbesserung eintritt. Natürlich geschieht dies nicht, da der Patient die
Zeitspanne der 6–24 Monate bereits überschritten hat. Dies hält
die Chirurgen jedoch nicht davon ab, ihre Beobachtungen derart
zu interpretieren, dass man frühzeitig transplantieren sollte, um
neurologische Verbesserungen zu erzielen.

Schlussendlich sollte eine Lebertransplantation nur bei Erkrankung der Leber, niemals jedoch wegen neurologischer Symptome
stattfinden. Was auch immer eine Transplantation für neurologische Symptome bewirken mag, vermag eine medikamentöse
Therapie genauso gut, und das viel sicherer und wirksamer.

**Ich war mehrere Jahre unter Penicillamin-Therapie und habe
noch einige neurologische Symptome. Würde ich von einem
Wechsel zu Zink profitieren?**

Unter dem Gesichtspunkt der Verbesserung neurologischer
Symptome würden Sie nicht davon profitieren. Erinnern Sie sich,
dass nach ca. zwei Jahren ausreichender Entkupferungstherapie

kaum weitere Verbesserungen auftreten. Alles, was die **entkupfernden Medikamente** tun, ist das Kupfer zu kontrollieren – und
alle drei Therapiearten (**Penicillamin, Trientine** und **Zink**) bewirken dies auf gleiche Weise. Der einzige Grund für einen Medi-
kamentenwechsel während der **Erhaltungstherapie** ist, eine Verringerung des Risikos der Nebenwirkungen zu erreichen. Aus
diesem Grund wäre ein Wechsel von Penicillamin zu Zink in Ihrem Fall sinnvoll. Unabhängig davon, wie lange Sie Penicillamin
genommen haben und es offensichtlich gut vertragen, können bei
Ihnen immer ernsthafte Nebenwirkungen auftreten.

**Bei meinem Onkel wurde Morbus Wilson diagnostiziert. Soll-
te ich auf Morbus Wilson getestet werden?**

Ich empfehle es. Aber das sollten Sie selber entscheiden, nachdem Sie mehr über die Wahrscheinlichkeit einer Morbus-Wilson-
Erkrankung erfahren haben. Die Risikoanalyse lautet: Ihr Onkel
hat Morbus Wilson, also hatte seine Schwester (Ihre Mutter) anfangs ein Risiko von 25%, ebenfalls diese Krankheit zu haben.
Wir wissen, dass dies durch Tests ausgeschlossen wurde. Also ist
sie entweder ein **Träger** (50% ursprüngliches Risiko) oder sie ist
Nicht-Träger und damit absolut gesund (25% ursprüngliches Risiko). Daher weist 50%/75% (das absolute verbleibende Risiko) auf
ein 2/3 Risiko hin, dass sie ein Träger ist. Ist sie ein Träger, über-
trug sie das Wilson-**Gen** mit einer Wahrscheinlichkeit von 1 zu 2
auf Sie. Also ist Ihr Risiko, ein Wilson-Gen von ihr zu erhalten,
$1/2 \times 2/3 = 1/3$. Aber um Morbus Wilson zu haben, brauchen
Sie zwei Exemplare eines mutierten Gens. Das Risiko Ihres Va-
ters, ein Träger zu sein (angenommen, er ist kein Blutsverwand-
ter Ihrer Mutter), ist 1% (oder 1 zu 100), was der Gesamthäufig-
keit von Trägern in der Bevölkerung entspricht. Ist er ein Träger,
gibt er mit einer Wahrscheinlichkeit von 1 zu 2 das Krankheitsgen
an Sie weiter, so dass Sie ein Risiko von $1/100 \times 1/2 = 1/200$ ha-

ben, ein Wilson-Gen von ihm zu erhalten. Das Risiko, das Krankheitsgen von Ihren beiden Elternteilen zu bekommen, ist dann $1/200 \times 1/3 = 1/600$.

Ihr Gesamtrisiko ist also 1/600. Die Entscheidung, sich testen zu lassen oder nicht, hängt davon ab, ob Sie dies als ein bedeutendes Risiko einstufen. Es ist ohne Zweifel höher als das Risiko von 1/40.000 der Gesamtbevölkerung, aber viel geringer als das Risiko von 1 zu 4 bei Geschwistern. Ich empfehle das Screening aus folgendem Grund: Testet man 600 Nichten und Neffen, findet man durchschnittlich einen **Betroffenen** und erspart dieser Person viel möglichen Ärger und Sorge. Und das Screening ist wirklich unproblematisch. Oft kann es durch eine Untersuchung des **24-Stunden-Urinkupfers**, bei der der dafür notwendige Sammelbehälter per Post an das Labor gesandt wird, erfolgen.

Die Risiken von anderen Verwandten eines betroffenen Patienten sind: Kinder, 1 zu 200; Cousins, 1 zu 800. Normalerweise empfehlen wir kein Screening bei Verwandten in älteren Generationen, wie Tanten, Onkel und Eltern, da sie die Risikophase bereits durchlebt haben.

Galzin® ist ziemlich teuer. Mein Apotheker sagt, er kann Zinksulfat oder Zinkgluconat für mich billiger bekommen. Soll ich bei Galzin bleiben?

Meines Erachtens ja. **Galzin®** ist ein pharmazeutisches Produkt, das speziell für Morbus Wilson mit der Zustimmung der *Food and Drug Administration* (FDA, amerikanische Nahrungs- und Medikamentenzulassungsbehörde) hergestellt wird. Als solches muss es hohen Qualitätsstandards genügen, z. B. dass es genauestens dosiert und frei von Verunreinigungen ist. Andere Zinkpräparate, die in Drogerien oder Reformhäusern zu kaufen sind, werden als Nahrungsergänzungsmittel angeboten und sind nicht derselben strengen Herstellung und Überprüfung unterlegen.

Ich nehme Galzin® aufgrund von Morbus Wilson und bin Student. Neulich kam ich für ein Wochenende nach Hause und habe meine Flasche mit Zinktabletten vergessen. Also musste ich die Medikation zwei Tage aussetzen. Meine Mutter war wütend auf mich, da ich »durch Nachlässigkeit meine Gesundheit auf's Spiel gesetzt habe«. Ich dachte aber, man hätte mir gesagt, dass das Aussetzen von Zink für ein paar Tage nicht so problematisch wäre. Meine Mutter glaubt mir nicht. Wer hat Recht?

Obgleich ich ganz gewiss deine Mutter für ihre starke Besorgnis um deine **Befolgung der Einnahmevorschriften** lobe, liegst du in diesem Fall richtig. Man kann die Einnahme von Zink zwei oder drei Tage ohne Probleme versäumen. Grund dafür ist, dass der durch Zink verursachte Wechsel zur Blockade der Kupferaufnahme im Darm Zeit braucht, um in der Wirkung nachzulassen. Die Halbwertzeit des Wirkungsverlusts bei der Blockade der Kupferaufnahme, die durch eine vorangegangene Zink-Therapie verursacht wird, beträgt zehn bis elf Tage. Daher bleibt die Kupferblockade für die ersten wenigen Tage nach der versäumten Einnahme von Zink weiterhin bestehen.

Diese Tatsache ist auch in der Situation von Vorteil, wenn Patienten schwere gastrointestinale Probleme entwickeln, wie z. B. eine Magengrippe, und es schwierig für sie ist, Nahrung bei sich zu behalten. Das Versäumen der Einnahme von Zink für einige Tage – solange es ansonsten gewissenhaft genommen wird – führt zu keinen Problemen. Dasselbe gilt für Nüchtern-Phasen vor einem chirurgischen Eingriff. Solange Zink vier oder fünf Tage später (hoffentlich nicht mehr als sieben) wieder genommen werden kann, ist es kein Problem.

Ich habe Morbus Wilson und bin seit einigen Jahren in Behandlung. Ich möchte schwanger werden, doch mein Arzt sagt, das sei nicht ratsam. Stimmt das?

Nein, normalerweise nicht. Eine Ausnahme bildet eine schwere **Lebererkrankung.** Gibt es eine Spur von Leberversagen oder signifikante Komplikationen eines **Pfortaderhochdrucks** durch **Zirrhose,** sollten Sie Ihren Gynäkologen und einen Hepatologen bezüglich der Risiken einer Schwangerschaft zu Rate ziehen. Davon abgesehen können Wilson-Patientinnen eine Schwangerschaft ziemlich gut bewältigen. Sie sollten die ganze Zeit Ihre entkupfernden Medikamente (ich empfehle Galzin®) weiter nehmen. Da ein Kupfermangel in der frühen Schwangerschaft wahrscheinlich ein Risiko für den Fötus darstellt, ist es meines Erachtens auch gut, die Kupferwerte nicht zu streng handzuhaben. Ich ziehe es vor, bei Patientinnen mit Zink-Therapie das Urinkupfer über 40 µg pro 24 Stunden zu halten.

Ich habe Morbus Wilson und mache bei einem Morbus-Wilson-Chatforum im Internet mit. Einige Forumsteilnehmer geben ständig Ratschläge zur Ernährung. Als ich Ihre Empfehlungen erwähnte, nur Leber und Meeresfrüchte einzuschränken, deuteten viele von ihnen an, dass ich »verrückt« sei und »meine Gesundheit riskieren« würde. Habe ich Ihre Empfehlungen missverstanden oder sind diese Leute nur schlecht informiert?

Nein, Sie haben meine Empfehlungen nicht missverstanden. Bezüglich des Informationsstandes derjenigen, mit denen Sie diskutieren, gebe ich keinen Kommentar. Vielleicht wurden einige vor langer Zeit beraten oder von Ärzten und Ernährungswissenschaftlern beraten, deren Wissenstand in Bezug auf Kupfer noch auf dem »damaligen« Stand war. Vielleicht sind einige von ihnen

»Leugner«, d. h. sie leugnen die neuen Informationen, weil sie ihre Ernährung manipulieren wollen, da es etwas ist, was sie kontrollieren können.

Die Fakten sind ziemlich klar. Wir haben die Kupferkonzentrationen aller Grundnahrungsmittel gemessen, die zuvor als zu kupferhaltig bezeichnet wurden und festgestellt, dass die alten Daten weitgehend falsch waren. Vielleicht war die Messmethode in der Vergangenheit nicht so gut, vielleicht enthielt die Erde, wo das Getreide angebaut wurde, mehr Kupfer oder vielleicht hat die moderne Art, Nahrungsmittel zu behandeln, sich geändert. Auf jeden Fall sind Leber und Meeresfrüchte die einzigen zwei Nahrungsmittel, die genügend Kupfer enthalten, um Besorgnis zu erregen. Wir beschränken Leber dauerhaft auf kleine Mengen und reduzieren Meeresfrüchte auf nicht mehr als eine Mahlzeit pro Woche nach den ersten sechs Monaten der Behandlung. Davon abgesehen können Sie essen, was Sie möchten.

Bei meinem Cousin wurde gerade Morbus Wilson diagnostiziert. Ich bin zum Screening zu meinem Arzt gegangen und er hat mein Blut zur Untersuchung in ein Genlabor geschickt. Laut der Ergebnisse habe ich die Wilson-Mutation. Mein Arzt will mich mit Penicillamin behandeln. Ist das das Richtige?

Als erstes sollten Sie klären, was genau das Genlabor herausgefunden hat. Sie müssen *zwei* Wilson-**Gene** haben, um Morbus Wilson zu haben. Es ist wahrscheinlich, dass das Genlabor nur eine Mutation gefunden hat, was Sie zu einem Träger macht, aber nicht unbedingt von der Krankheit betroffen. Wie zuvor beschrieben, können nur 10–15% der Patienten (zumindest in Nordamerika) durch Screening auf ein paar Mutationen diagnostiziert werden. Sind Sie nur ein Träger, wäre es ein ernsthafter Fehler und eine Bedrohung Ihrer Gesundheit, mit entkupfernden Medikamenten behandelt zu werden.

Angenommen, das Genlabor hat nur eine Mutation gefunden, sollten Sie mit der in Kapitel 5 und 6 beschriebenen Methode gescreent werden. Und sollte bei Ihnen schließlich Morbus Wilson diagnostiziert werden, würde ich Sie nicht mit Penicillamin behandeln (siehe Kapitel 8 und 9).

Bei meiner Schwester wurde Morbus Wilson diagnostiziert. Man hat ihre DNA und meine DNA in ein Genlabor zur so genannten Haplotypenanalyse geschickt. Mein Bericht kam mit der Diagnose eines Trägers zurück. Ist dies verlässlich? Kann ich aufhören, mir Sorgen zu machen, Morbus Wilson zu haben?

Ja. Angenommen, das Labor ist verlässlich, ist eine **Haplotypenanalyse** bei Geschwistern eines betroffenen Patienten ein sehr verlässlicher Weg, sie den Kategorien Betroffene, Träger und **Nicht-Träger** zuzuordnen. Kurz gesagt, dieser Ansatz nutzt mehrere **DNA**-Marker in der Region des Wilson-Gens um zu untersuchen, ob diese Regionen von denselben zwei **Chromosomen** stammen, d. h. ob der betroffene Patient und sein untersuchter Geschwisterteil das gleiche Chromosomenpaar von ihren Eltern geerbt haben. Stimmen beide überein, ist der Geschwisterteil betroffen. Ist nur eines gemeinsam, ist der Patient ein Träger. Sind beide unterschiedlich, ist der Patient frei vom Wilson-Gen. Dies ist keine Analyse der Mutation im Wilson-Gen, welches viele Mutationen haben kann. Ein solcher Ansatz hat die Einschränkung, dass man einen betroffenen Geschwisterteil benötigt, um die zwei chromosomalen Haplotypen zu bestimmen, die die Erkrankung voraussagen. Meine Antwort lautet also: Ja, Sie können aufhören, sich Sorgen zu machen.

Informationsquellen für Wilson-Patienten und deren Angehörige

Die Wilson's Disease Association (WDA)

Die *Wilson's Disease Association* (WDA) ist eine rein ehrenamtliche Organisation, die bestrebt ist, das Wohlergehen von Wilson-Patienten und deren Familien und Freunden zu fördern. Die Organisation unterstützt Patienten in verschiedenster Form: Sie verschickt regelmäßig Mitteilungsblätter mit Informationen über die Krankheit, mit wichtigen Themen für die Mitglieder und anderen relevanten Fragestellungen; sie bietet ein Netzwerk für schriftliche, telefonische und elektronische Kommunikation zwischen Betroffenen sowie ihren Angehörigen; und sie fördert Treffen, um Patienten Unterstützung und Aufklärung anzubieten. Die WDA ermöglicht auch Aufklärung und Verbreitung durch diverse andere Tätigkeiten: Sie beantwortet Fragen der Öffentlichkeit zur Erkrankung; sie schickt Repräsentanten zu Fachtreffen, um das Bewusstsein über die Krankheit zu erhöhen und Menschen über sie aufzuklären; sie empfiehlt Wilson-Patienten Ärzte und Informationsquellen; verteilt Broschüren und andere Informationen an Genlabore und andere professionelle Gruppen, damit diese sie an Patienten weiterverteilen können; sie fördert das öffentliche Bewusstsein über Morbus Wilson durch Berichterstattung in den Medien; nimmt an politischen Aktionen teil, um die Interessen von Wilson-Patienten zu vertreten; kooperiert mit Forschern, um die Morbus-Wilson-Forschung voranzubringen; sammelt Spenden und stellt, wenn nötig, bedürftigen Patienten Geld für Reisen, Ausstattung und Medikamente zur Verfügung.

USA

Wilson's Disease Association (WDA)
www.wilsonsdisease.org
Tel: +1 (800) 399 0266

Deutschland

Verein Morbus Wilson e.V.
www.morbus-wilson.de
Tel: +49 (8031) 24 92 30

Österreich

Morbus Wilson Selbsthilfegruppe
www.morbus-wilson.at
Tel: +43 (1) 894 27 19

Schweiz

Selbsthilfegruppe Morbus Wilson Schweiz
www.morbus-wilson.ch
Tel: +41 (56) 203 00 20

Die WDA ist ein hervorragender Anlaufpunkt für Informationen über die Erkrankung, Material, Ärzte, Zentren, Behandlungsformen sowie Empfehlungen etc.

Fachzentren für Morbus Wilson

George J. Brewer, M.D.
Department of Human Genetics
University of Michigan
4909 Buhl Bldg.
Ann Arbor, MI 48109-0618, USA
Tel: +1 (734) 764 5499
Fax: +1 (734) 615 2048
brewergj@umich.edu

Michael Schilsky, M.D.
Division of Liver Disease
Box 1633
One Gustave Levy Place
New York, NY 10029-6574, USA
Tel: +1 (212) 241 8339
Tel: +1 (212) 241 1424 (Appt.)
Fax: +1 (212) 996 5149
michael.schilsky@mssm.edu

Informationen zu deutschen, österreichischen und schweizerischen Fachzentren finden Sie auf den Internetseiten der jeweiligen Selbsthilfeorganisation (www.morbus-wilson.de, www.morbus-wilson.at und www.morbus-wilson.ch).

Ich empfehle, als erstes die WDA zu kontaktieren, um zu erfragen, ob sich die Liste der Fachzentren für Morbus Wilson verändert hat. Die Fachzentren sind als solche von der WDA benannt und können mit der Zeit wechseln, da die Spezialisten umziehen, in den Ruhestand treten oder in einem anderen Bereich arbeiten.

Ärzteverzeichnis

Die WDA beabsichtigt, ein Verzeichnis von Ärzten zusammenzustellen, die Erfahrung mit der Diagnose und zeitgemäßen Behandlung von Morbus Wilson haben, so dass es überall möglich werden sollte, einen erfahrenen Arzt in der Nähe zu finden. Ein solches Verzeichnis steht noch nicht zur Verfügung, doch können Sie diese Informationen so schnell wie möglich erhalten, wenn Sie mit der WDA durch eine Mitgliedschaft und durch die Mitteilungsblätter in Kontakt bleiben.

Kupferproben

Für die Annahme von Proben von Urin- und Leberkupfer können zur Zeit folgende Stellen empfohlen werden:

George J. Brewer Laboratory at University of Michigan
Kontaktdetails:
Tel: +1 (734) 764 5499; Fax: +1 (734) 615 2048
brewergj@umich.edu

Michael Schilsky at Mount Sinai in New York
Kontaktdetails:
Tel: +1 (212) 241 8339; Tel: +1 (212) 241 1424 (Appt.)
Fax: +1 (212) 996 5149; michael.schilsky@mssm.edu

Mayo Clinic
Kontaktdetails:
Tel: +1 (800) 533 1710
Addresse: 200 1st St. SW, Rochester, MN, 55905, USA

Haplotypenanalyse

Boston University School of Medicine
Center for Human Genetics
Tel: +1 (617) 638 7083
Fax: +1 (617) 638 7092
amilunsk@bu.edu
www.bumc.bu.edu/Dept/Home.aspx?DepartmentID=118

Diane Cox Laboratory
Department of Medical Genetics
University of Alberta
Tel: +1 (780) 492 0874
Fax: +1 (780) 492 1998
diane.cox@ualberta.ca
www.geneclinics.org

Bezugsquellen von Galzin®/ Wilzin®

Kanada

Schicken Sie das Ärzteschreiben an:

Emergency Drug Relief Program
Finance Building
Tunney's Pasture
Postal Locater 0202C1
Ottawa, Ont.
K1A 1B6

Oder rufen Sie an:

Marta Caris, Acting Director
Bureau of Pharmaceutical Assessment
Tel: +1 (613) 941 2108
Fax: +1 (613) 941 3194

Frankreich

Orphan Europe SARL
Tel: +33 (1) 47 73 64 58
Fax: +33 (1) 49 00 18 00
infoFrance@orphan-europe.com

Deutschland, Österreich, Tschechien & Ungarn

Orphan Europe GmbH
Tel: +49 (60) 74 91 409-0
Fax: +49 (60) 74 91 409-8
infoGermany@orphan-europe.com

Italien

Orphan Europe Srl.
Tel: +39 02 26 95 01 39
Fax: +39 02 26 95 36 74
infoItaly@orphan-europe.com

Polen

Orphan Europe
Tel: +48 (22) 863 86 01
Fax: +48 (22) 863 58 96
infoPoland@orphan-europe.com

Spanien & Portugal

Orphan Europe S.L.
Tel: +34 (93) 342 51 20
Fax: +34 (93) 270 10 50
infoSpain@orphan-europe.com

Großbritannien & Irland

Orphan Europe Ltd.
Tel: +44 (1491) 414 333
Fax: +44 (1491) 414 443
infoUK@orphan-europe.com

In anderen europäischen Ländern oder im Nahen Osten

Orphan Europe Sarl
Tel: +33 (1) 47 73 64 58
Fax: +33 (1) 49 06 00 04
cpernelle@orphan-europe.com

Kapitel 12

Verbleibende Aufgaben

E s ist viel für Wilson-Patienten erreicht worden, aber es muss noch viel getan werden, wenn die große Mehrheit von ihnen ein normales oder so gut wie normales Leben führen soll. Meine Liste der dringlichsten Notwendigkeiten enthält folgende Punkte:

Frühere Erkennung der sich klinisch vorstellenden Patienten

Dies ist wahrscheinlich die dringlichste Angelegenheit für die nahe Zukunft. Viel zu viele Patienten werden nicht als mögliche Wilson-Patienten erkannt, wenn sie ihre ersten Symptome entwickeln. Ein wesentlicher Punkt ist natürlich, dass der behandelnde Arzt die mögliche Diagnose erkennen und ein Screening auf Morbus Wilson durchführen muss. Mit diesem Ziel vor Augen habe ich das Buch für Ärzte *Wilson's Disease: A Clinician's Guide to Recognition, Diagnosis, and Management* geschrieben und hoffe, dass Ärzte in den relevanten Spezialgebieten davon Gebrauch machen werden. Darüber hinaus bemüht sich die *Wilson's Disease Association*, Ärzten in den Spezialgebieten wie Hepatologie, Gastroenterologie, Bewegungsstörungen, Neurologie und Psychiatrie zu helfen, an die Krankheit zu denken, wenn sie einen Patienten sehen, der in eines der Wilson-Profile passt. Eine Möglichkeit zu helfen ist sicherlich, dass Patienten und deren Angehörige in die *Wilson's Disease Association* (WDA) eintreten und vielleicht beim Spendensammeln helfen, um diese Bemühungen zu unterstützen.[11]

Natürlich ist auch eines der Ziele dieses Buches, Patienten und deren Angehörigen zu einer frühen Diagnose zu verhelfen. Das Problem dabei ist jedoch, dass es unwahrscheinlich ist, dass ein Patient von der eventuellen Nützlichkeit des Buches weiß – es sei denn, jemand hat zumindest auf die Möglichkeit des Morbus Wilson hingewiesen. Ein 20-Jähriger mit Tremor oder ein 18-Jähriger mit nicht-viraler Hepatitis wird also nicht wissen, dass Morbus Wilson in der Differentialdiagnostik in Betracht gezogen werden sollte und somit gar nicht auf dieses Buch kommen. Wahrscheinlich ist dieses Buch, was die Erkennung und Diagnose betrifft, für diejenigen am nützlichsten, bei denen die mögliche Diagnose schon gestellt wurde und die sich Ärzten gegenüber sehen, die nicht wissen, wie sie weiter vorzugehen haben.

Unsere ganzen Hoffnungen auf zukünftige Fortschritte in diesem Bereich liegen also darin, Ärzten in Spezialgebieten bei einer frühen Erkennung der Krankheit zu helfen. Irgendwann können vielleicht preiswerte, weit verbreitete Screening-Methoden auf der Basis einer DNA-Analyse das Problem lösen; im Moment sind sie jedoch bei weitem zu teuer, um einsetzbar zu sein.

---

[11] In Deutschland engagieren sich der Verein Morbus Wilson e.V., in Österreich die Morbus Wilson Selbsthilfegruppe und in der Schweiz die Selbsthilfegruppe Morbus Wilson Schweiz.

Besser auf Morbus Wilson hin untersuchen und eine endgültige Diagnose stellen, nachdem die Möglichkeit der Diagnose in Betracht gezogen wurde

Dabei wird hoffentlich dieses Buch und jenes, welches ich für Ärzte geschrieben habe, helfen. Die leichte Erreichbarkeit der WDA durch das Internet und ihre Website ist ein unwahrscheinlicher Gewinn für den Ratsuchenden, da Patienten und Angehörige mehr und mehr von Informationen durch das Internet Gebrauch machen.

Verbesserung der Verordnung und Handhabung der Entkupferungstherapie

Hier gelten die Kommentare des vorherigen Paragraphen.

Verbesserung der Befolgung der Einnahmevorschriften

Auf diesem Gebiet sollten wir beträchtliche Verbesserungen aufweisen können. 10–25% der Patienten haben im Laufe der Zeit Schwierigkeiten mit der Einhaltung der Einnahmevorschriften, eine Tatsache, für die ein hoher Tribut gezahlt wird: weitere Leber- und Gehirnschädigungen sowie einige Tote pro Jahr.

Der erste Ansatzpunkt involviert die Patienten selber. Sie müssen die Verantwortung dafür übernehmen, darauf zu achten, ihre entkupfernden Medikamente zu nehmen, und zwar den Vorschriften entsprechend. Egal was für ein Erinnerungsmittel benötigt wird – sei es eine Armbanduhr mit Alarm, eine Pillendose für die gesamte Woche oder ähnliches – dies sollte besorgt und verwendet werden. Familienmitglieder und Freunde sollten, wenn nötig, Druck ausüben, falls sie eine nachlässige Befolgung der Einnahmevorschriften vermuten.

Zweiter Ansatzpunkt ist ein regelmäßiges und effektives Kontrollsystem. Daher sollte jeder Patient von medizinischem Personal überwacht werden, das sich mit der Untersuchung von Patienten und entsprechender Behandlung auskennt. Dies wird am besten von Fachzentren für Morbus Wilson, Wilson-Kliniken oder einem der durch die WDA als dafür qualifiziert ausgezeichneten Ärzte ausgeführt. Sollten Sie oder Ihre Angehörigen von jemandem außerhalb dieses Kreises betreut werden, würde ich Ihnen ein offenes Gespräch mit dem Arzt über sein Wissen auf diesem Gebiet empfehlen. Es wäre nicht unangebracht, dem Arzt die Anschaffung des von mir geschriebenen und genau für diesen Fall gedachten Buches für Ärzte zu empfehlen (*Wilson's Disease: A Clinician's Guide to Recognition, Diagnosis, and Management,* zu bestellen bei Kluwer Academic Publishers B.V., Van Godewijckstraat 30, P.O. Box 322, 3300 AH Dordrecht, Niederlande). Scheint der Arzt dies nur ungern tun zu wollen, wäre es auch keineswegs übertrieben, ihm dieses Buch zu schenken, wenn Sie von diesem Arzt über längere Zeit betreut werden möchten. Es könnte sich als eine gute Investition in Ihre zukünftige Gesundheit erweisen.

Als dritten Ansatzpunkt schließlich wären wir Forscher zu nennen, die meiner Meinung nach etwas mehr tun könnten, um zu helfen. Wir verschreiben z. B. unter Zink-Therapie drei Dosen pro Tag auf einen leeren Magen. Einigen Patienten fällt es schwer, sich an die Einnahme so vieler Dosen zu erinnern und bei einigen Patienten verursachen die Zinkkapseln auf leeren Magen Übelkeit. Beide Faktoren reduzieren ohne Zweifel die Einhaltung der Einnahmevorschriften.

Daher beginnen wir ein Projekt, in dem wir versuchen, ein Zinkpräparat zu entwickeln, von dem eine Kapsel pro Tag genommen werden kann und das keine Übelkeit verursacht. Wir glauben, dass eine solche Entwicklung, falls wir sie erreichen können, beträchtlich zur Einhaltung der Einnahmevorschriften beitragen würde. Natürlich würde es nicht dem absolut vergesslichen Patienten helfen. Auch dann sind die Eigenverantwortung des Patienten und eine gute Kontrolle vonnöten.

Verbesserung der Behandlung und Kontrolle von dauerhaften neurologischen Symptomen

Es besteht kein Zweifel, dass Tremor, Sprachprobleme, Koordinationsschwierigkeiten etc. den Patienten mit starken dauerhaften neurologischen Defiziten sehr behindern können. Obgleich unserer Erfahrung nach der Großteil der neurologischen Verbesserungen während der ersten zwei Jahre unter Entkupferungstherapie stattfindet, werden wir nicht selten von einem Patienten überrascht, der seit mehreren Jahren therapiert wird und dessen Sprache, Gang und Koordination etc. sich verbessern. Es gibt von Neurologen verschriebene und empfohlene Medikamente, die bei einigen dieser Symptome hilfreich sein können. Obgleich diese Medikamente bei einigen Patienten nicht sehr erfolgreich sind, wird ausgiebig darüber geforscht, wie man sie verbessern könnte, da die Symptome, deren Kontrolle verbesserungswürdig ist, bei vielen neurologischen Erkrankungen auftreten. Aufgrund der Tatsache, dass einige der neurologischen Erkrankungen mit vergleichbaren Symptomen ziemlich verbreitet sind, besteht ein beachtlicher Anreiz für Pharmaunternehmen, verbesserte Therapien für diese Probleme zu entwickeln.

Glossar

24-Stunden-Urinkupfer: Die Menge des innerhalb von 24 Stunden im Urin ausgeschiedenen Kupfers wird beim Morbus Wilson auf zweierlei Art verwendet. Erstens als ein Screening-Test für Morbus Wilson. Der normale 24-Stunden-Urinkupferwert liegt bei 20–50 µg. Bei unbehandelten symptomatischen Wilson-Patienten liegt der 24-Stunden-Urinkupferwert immer über 100 µg. Träger des Wilson-Gens haben oft erhöhte 24-Stunden-Urinkupferwerte, jedoch ist ihr Urinkupfer nicht höher als 100 µg pro 24 Stunden. Zweitens wird der 24-Stunden-Urinkupferwert als ein Kontrollwerkzeug genutzt, um den Erfolg der medikamentösen Therapie zu verfolgen und Probleme mit der Einhaltung der Einnahmevorschriften aufzudecken.

24-Stunden-Urinzink: Ein Kontrollwerkzeug für Wilson-Patienten unter Zink-Erhaltungstherapie. Es wird die während einer Zeitspanne von 24 Stunden im Urin ausgeschiedene Gesamtmenge an Zink gemessen. Normale Werte liegen bei 0,2 bis 0,5 mg. Bei Patienten, die eine Erwachsenendosis Zink erhalten und diese gemäß den Einnahmevorschriften einnehmen, beträgt der 24-Stunden-Urinzinkwert mindestens 2 mg pro 24 Stunden. Das Urinzink fällt rapide ab, wenn Patienten ihre Medikamente nicht vorschriftsgemäß einnehmen, so dass dieser Test einen hervorragenden frühen Hinweis auf Probleme mit der Befolgung der Einnahmevorschriften gibt.

Akute Phasenreaktion: Dieser Begriff beschreibt die Reaktion des Körpers auf das Vorhandensein von Entzündungen, Tumoren und auf die Gabe bestimmter Hormone. Eine der Reaktionen ist der Anstieg der Werte vieler Proteine im Blut; dazu gehört auch ein Konzentrationsanstieg des Coeruloplasmins.

Albumin: Ein Protein des Blutes, das von der Leber gefertigt wird. Albumin hilft dabei, Flüssigkeit im Blutkreislauf zu bewahren. Bei Wilson-Patienten kann ein Leberschaden die Fähigkeit der Leber, Albumin herzustellen, vermindern. Erniedrigte Albuminkonzentrationen im Blut von Wilson-Patienten können zu Flüssigkeitsansammlungen im Gewebe außerhalb des Blutkreislaufs führen. Dies kann Schwellungen in den Extremitäten (Ödeme) oder Flüssigkeitsansammlungen im Bauchraum (Aszites) verursachen.

ALT (=GPT): Alanin-Amino-Transferase. Dies ist ein aus der Leber stammendes Enzym im Blut, das sich erhöht, wenn die Leber geschädigt oder entzündet ist, da die geschädigte Leber mehr davon ins Blut entlässt. Es ist somit ein Hinweis auf Hepatitis oder Leberentzündung, sei es durch einen Virus verursacht wie bei der Virushepatitis oder durch Kupfer wie bei der Hepatitis des Morbus Wilson. Diese Art von Enzymen werden als Transaminasen bezeichnet; man spricht daher von erhöhten Transaminasen.

Artamin®: Handelsname für Penicillamin, hergestellt von der österreichischen Firma Novartis.

Aspiration: Das Verschlucken von Nahrung und Getränken in die Luftröhre. Aspiration kann bei Wilson-Patienten auftreten, die Schwierigkeiten haben zu schlucken. Aspiration kann eine Lungenentzündung zur Folge haben; wiederholte Aspiration kann Schäden in der Lunge verursachen und sogar zum Tode führen. Patienten mit großen Schluckbeschwerden wird eine Gastrosto-

mie empfohlen, um mit Aspiration zusammenhängende Komplikationen zu verhindern.

AST (=GOT): Aspartat-Amino-Transferase. Dies ist ein aus der
Leber stammendes Enzym im Blut, das sich erhöht, wenn die Leber geschädigt oder entzündet ist, da die geschädigte Leber mehr
davon ins Blut entlässt. Es ist somit ein Hinweis auf Hepatitis oder
Leberentzündung, sei es durch einen Virus verursacht wie bei der
Virushepatitis oder durch Kupfer wie bei der Hepatitis des Morbus Wilson. Diese Art von Enzymen werden als Transaminasen bezeichnet; man spricht daher von erhöhten Transaminasen.

Aszites: Dieser Begriff bezeichnet Flüssigkeitsansammlungen im
Bauch, die oft durch niedrige Albuminkonzentrationen im Blut verursacht werden. Häufig wird dies bei Wilson-Patienten mit Leberversagen beobachtet. Erhöhter Druck in der Pfortader kann bei
Morbus Wilson ein zur Aszites beitragender Faktor sein.

Augenarzt: Ein Arzt, der Augenkrankheiten diagnostiziert und behandelt. Nur eine Spaltlampenuntersuchung des Auges durch einen
ausgebildeten Augenarzt kann das Vorhandensein oder Fehlen von
Kayser-Fleischer-Ringen im Auge verlässlich feststellen. Ein Augenarzt sollte nicht mit einem Optiker verwechselt werden, dem
staatlich geprüften Fachmann, der Veränderungen der Sehstärke
misst und Brillengläser verkauft.

Autoimmunerkrankungen: Dies sind Krankheiten, die zum Teil
dadurch verursacht werden, dass der Körper eine destruktive im-
mune Reaktion auf Teile seines eigenen Gewebes entwickelt. Beispiele dafür sind Lupus erythematodes und chronische Polyarthritis.
In einigen Fällen können sie durch Gabe von Medikamenten ausgelöst werden. Sowohl Penicillamin also auch Trientine sind z. B. dafür bekannt, systemischen Lupus auszulösen.

Autosomal rezessiv: Dieser Begriff bezieht sich auf eine Krankheit, die durch ein Gen auf einem der 22 Autosome hervorgerufen und rezessiv vererbt wird; dies bedeutet, dass der Patient Mutationen auf beiden Exemplaren des Gens aufweisen muss, um die Krankheit zu haben.

Autosomal: Vererbungsmuster eines Gens, das sich auf einem der 22 Autosome bzw. nicht geschlechtlichen Chromosomen befindet. Das Wilson-Gen ist autosomal. Es befindet sich auf Chromosom 13.

Autosome: Die 22 Chromosompaare, die keine Geschlechtschromosome sind.

BAL (British Anti-Lewisite): Eine früher verwendete entkupfernde Medikation, die durch Spritzen verabreicht wird und ziemlich schmerzhaft sein kann. Eine bessere Wirksamkeit von BAL bei der Reduktion der Kupferkonzentration im Körper im Vergleich zu der viel leichter durch den Mund aufgenommenen Medikation wurde nicht bewiesen. Dieses Medikament wird zur Behandlung des Morbus Wilson nicht empfohlen.

Befolgung der Einnahmevorschriften (*compliance*)**:** Die genaue Einhaltung der Therapie, die bei Beschwerden verordnet wurde. Bei Wilson-Patienten lässt die Befolgung der Einnahmevorschriften für die verordnete Entkupferungstherapie oft nach und es kommt zu vielen verhinderbaren Gesundheitsrisiken.

Betroffen: Als betroffen betrachtet man ein Individuum, das eine Krankheit hat. Im Allgemeinen kann dieser Begriff verwendet werden, um eine Person zu bezeichnen, die die genetische Voraussetzung hat, zu erkranken, wenn sie es nicht schon ist. Im Falle rezessiver genetischer Krankheiten wie dem Morbus Wilson muss man zwei mutierte Wilson-Gene haben, um betroffen zu sein.

Bewegungsstörungen: Abnormale Muskelkoordination, die auf unpassende Signale des Nervensystems zurückzuführen ist. Da Morbus Wilson Teile des Gehirns betrifft, die die Bewegungen steuern, haben viele Wilson-Patienten Symptome des Typs Bewegungsstörung. Zu den Störungen zählen Tremor, Koordinationsprobleme, Sprachauffälligkeiten, Dystonie und Schluckbeschwerden.

Bilirubin: Ein Produkt der Aufspaltung von roten Blutkörperchen, welches normalerweise von der Leber verarbeitet und über die Galle in den Stuhl ausgeschieden wird. Bei Wilson-Patienten mit Leberversagen kann die Fähigkeit der Leber, Bilirubin zu verarbeiten, gefährdet werden, so dass die Konzentration des Bilirubins im Blut ansteigt. Dies führt zur Gelbsucht, einer Gelbfärbung der Haut und des weißen Teils der Augen.

Blutgerinnung: Fähigkeit des Blutes, ein Gerinnsel zu bilden, das die Blutung von einer Wunde stoppt, um den Blutverlust zu minimieren.

Blutgerinnungsfaktoren: Es gibt viele Faktoren sowohl im Blut als auch im Gewebe, die zur Blutgerinnung beitragen, wenn eine Gerinnung zur Verhinderung von Blutverlust nötig ist. Viele dieser Faktoren werden von der Leber produziert und in das Blut freigesetzt. Bei Leberkrankungen, wie auch dem Morbus Wilson, können diese Faktoren ungewöhnlich niedrig sein. Ein oft durchgeführter Gerinnungstest ist die Messung der Prothrombinzeit, die verlängert ist, wenn gewisse Gerinnungsfaktoren niedrig sind.

Chromosome: Eine Struktur im Kern von Zellen, die hauptsächlich aus DNA und Proteinen besteht und die genetischen Informationen trägt. Beim Menschen gibt es 46 Chromosome, die in 22 Paaren von Autosomen und einem Paar Geschlechtschromosomen auftreten. Gene sind kleine Teile von Chromosomen.

Coeruloplasmin (Cp): Ein kupferhaltiges Blutprotein, das von der Leber gebildet und in das Blut freigegeben wird. Der normale Cp-Spiegel liegt bei 20–35 mg/100 ml Blut. Wilson-Patienten weisen oft einen niedrigen Cp-Spiegel im Blut auf. Es gibt jedoch viele Faktoren neben Morbus Wilson, die den Cp-Spiegel beeinflussen können; hierzu zählen Hormontherapien, Antibabypillen und Entzündungskrankheiten, so dass der Cp-Spiegel allein für eine akkurate Diagnose nicht verlässlich ist. Eine zusätzliche Komplikation ist die Tatsache, dass ca. 15% der Träger des Wilson-Gens einen niedrigen Cp-Spiegel aufweisen. Wilson-Patienten haben niemals einen über normal erhöhten Cp-Spiegel im Blut.

Compliance: siehe Befolgung der Einnahmevorschriften

Cuprimine®: Handelsname für Penicillamin, hergestellt vom amerikanischen Pharmaunternehmen Merck. Dieses entkupfernde Medikament eliminiert das Kupfer im Körper durch die Erhöhung der Kupferausscheidung im Urin. Cuprimine ist keine bevorzugte Therapie für den Morbus Wilson, da es eine große Zahl von möglichen Nebenwirkungen hat und bei der Initialbehandlung von Wilson-Patienten mit Gehirnerkrankung möglicherweise verheerende Effekte haben kann.

DNA zur Diagnose: Die Verwendung von Tests zur Bestimmung gewisser Mutationen zur Diagnose von Morbus Wilson. Aufgrund der sehr großen Zahl der Wilson-Mutationen in den meisten Bevölkerungen erweist sich die Diagnose des Morbus Wilson anhand eines DNA-/DNS-Tests beim derzeitigen Stand der Technologie als unpraktisch.

DNA/DNS: Deoxyribonucleic acid/Desoxyribonucleinsäure. Das genetische Material, das sich in den Chromosomen befindet. Es enthält lange Ketten in Form von Doppelhelixen, die aus Bausteine bestehen, welche Basen genannt werden. Es gibt verschiedene Basen: Adenin, Guanin, Cytosin und Thymin. Die Basen sind in bestimmten Reihenfolgen angeordnet, um die Gene zu bilden. Es kommt zu einer Mutation, wenn die Reihenfolge der Basen in einem Gen verändert wird. Mutationen unterbrechen typischerweise die normale Funktionsfähigkeit des Gens. Jedes Gen kann mehrere mutierte Formen haben. Im ATP7B-Gen sind 170 verschiedene Mutationen beschrieben worden, die zu Morbus Wilson führen können.

Dominant: Der genetische Begriff, der verwendet wird, um eine genetische Erkrankung zu beschreiben, die bei Individuen mit nur einem Exemplar des mutierten Gens vorkommt.

Dysphagie: Ein Begriff zur Beschreibung von Schluckstörungen. Viele Patienten mit ernsthaften neurologischen Symptomen von Morbus Wilson leiden an Dysphagie.

Dystonie: Ein Verkrampfen oder Verspannen der Muskeln, das häufig bei der neurologischen Form von Morbus Wilson zu beobachten ist. Dies ist zurückzuführen auf abnormale Nervenimpulse aus Teilen des Gehirns, die die Bewegung kontrollieren. Die Störung kann so stark sein, dass Teile des Körpers dauerhaft in unnatürliche Positionen gezogen werden. Ein chirurgischer Eingriff mag vonnöten sein, um dies zu korrigieren.

Einhaltung der Einnahmevorschriften: siehe Befolgung der Einnahmevorschriften

Entkupfernde Medikamente: Bei der Behandlung von Morbus Wilson verwendete Medikamente, die den Kupfergehalt des Kör-

pers verringern und/oder die toxische Wirkung des Kupfers reduzieren. Zur Behandlung des Morbus Wilson sind drei effektive
entkupfernde Medikamente im Handel erhältlich: Trientine, Penicillamin und Zink. Trientine und Penicillamin sind Chelatbildner.
Sie verringern den Kupfergehalt des Körpers durch Erhöhung der
im Urin ausgeschiedenen Kupfermenge. Zink reduziert das Kupfer im Körper, indem es seine Aufnahme im Darm blockiert. Ein
viertes entkupferndes Medikament, Tetrathiomolybdat, ist in der
Entwicklung.

Erhaltungstherapie: Lebenslange Therapie mit entkupfernden
Medikamenten zur Verhinderung einer Wiederansammlung von
Kupfer und Kupfer-Toxizität. Diese Phase der Therapie erfolgt bei
Patienten mit Symptomen, nachdem die Kupfer-Toxizität durch
die Initialtherapie unter Kontrolle gebracht wurde. Bei präsymptomatischen Patienten beginnt die Erhaltungstherapie mit dem Start
der Therapie. Während der Erhaltungstherapie ist es wichtig, die
langfristige Einhaltung der Einnahmevorschriften für die entkupfernden Medikamente zu kontrollieren.

Erkrankung des Nervensystems/neurologische Erkrankung:
Ca. zwei Drittel der Wilson-Patienten stellen sich medizinisch mit
einer das Gehirn angreifenden Kupfer-Toxizität vor. Diese verursacht entweder Bewegungsstörungen, Verhaltensauffälligkeiten
oder beides.

Essentieller Tremor: Die Diagnose für einen Tremor, der keine bekannte Ursache hat. Es handelt sich daher also um eine Aus-
schluss-Diagnose. Der essentielle Tremor scheint vermehrt in Familien vorzukommen; er könnte also teilweise vererbt sein. Der
Tremor des Morbus Wilson wird oft als essentieller Tremor fehldiagnostiziert, wenn er lange alleine auftritt.

Freies Kupfer (nicht an Coeruloplasmin gebundenes Kupfer):
Das im Blut vorhandene Kupfer, welches nicht an Coeruloplasmin
gebunden ist. Dieses Kupfer steht zur Aufnahme in die Zellen zur
Verfügung und stellt den Teil des Serum-Kupfers dar, der beim
Morbus Wilson potentiell toxisch ist. Dieses potentiell toxische
Kupfer kann nicht direkt gemessen werden; es kann jedoch aus
den Konzentrationen des gesamten Serum-Kupfers und des Coeruloplasmins im Blut errechnet werden. Jedes Milligramm Coeruloplasmin enthält 3 μg Kupfer. Um das freie, nicht an Coeruloplasmin gebundene Kupfer zu errechnen, werden diese Mikrogramm
vom gesamten Serum-Kupfer abgezogen. Beträgt das Serum-Kupfer z. B. 50 μg/100 ml Blut und das Coeruloplasmin 13 mg/100ml
Blut, $3 \times 13 = 39$, abgezogen von 50 = 11 μg/100ml Blut für das
freie Kupfer. Der Wert für freies Kupfer bei normalen Menschen
liegt bei ca. 10–15 μg/100 ml Blut. Beim unbehandelten Morbus
Wilson ist er oft viel höher, vielleicht zwischen 25 und 50 μg.

Galzin®: Handelsname für Zinkacetat, ein effektives entkupferndes Medikament zur Erhaltungstherapie des Morbus Wilson,
das in den USA vom Pharmaunternehmen Gate hergestellt wird.
Zink agiert, indem es die Produktion von Metallothionein in den
Darmzellen anregt. Dieses Metallothionein bindet das in der Nahrung enthaltene Kupfer sowie das in den Speichel, Magensäften
und Darmsekreten abgesonderte Kupfer und verhindert seine Absorption in den Körper.

GGT (Gamma-GT, γ-GT): Gamma-Glutamyl-Transpeptidase.
Ein Enzym im Blut, das aus der Leber stammt und das in seiner
Konzentration steigt, wenn die Leber verletzt oder entzündet ist, da
die geschädigte Leber mehr davon in das Blut freigibt. Es ist somit
ein Hinweis auf eine Hepatitis oder Leberentzündung, verursacht
durch einen Virus, wie bei der Virushepatitis, oder durch Kupfer,
wie bei der Hepatitis beim Morbus Wilson. Diese Art von Enzy-

men werden als Transaminasen bezeichnet; man spricht daher von erhöhten Transaminasen.

Gastrostomie: Ein durch die Bauchwand in den Magen eingeführter Schlauch zur künstlichen Ernährung. Eine Gastrostomie wird bei Patienten empfohlen, die besonders starke Schluckbeschwerden haben, um Aspiration (also das Verschlucken von Nahrung und Getränken in die Luftröhre) zu verhindern. Durch eine Gastrostomie wird Patienten die Aufnahme von Nahrung und entkupfernder Medikation erleichtert.

Gehirnerkrankung beim Morbus Wilson: Bei ca. zwei Dritteln der Patienten mit Morbus Wilson wird das überschüssige, sich im Gehirn ansammelnde Kupfer so viel Schaden in gewissen Teilen des Gehirns anrichten, dass Gehirnschädigungen entstehen, die zu Problemen der Bewegungskontrolle und/oder Verhaltensstörungen führen. Die geschädigten Bereiche können oft mit Gehirnscans wie der Magnetresonanztomographie (MRT) aufgespürt werden.

Gelbsucht: Eine Gelbfärbung der Haut und des weißen Teils der Augen aufgrund erhöhter Bilirubinwerte im Blut. Gelbsucht weist auf einen gewissen Grad von Leberversagen hin.

Gen: Eine DNA-Sequenz, die den Plan für die Produktion eines bestimmten Eiweißtyps enthält. Die Reihenfolge der Basen innerhalb eines Gens stellt die Informationen zur Verfügung, die der Körper zur Eiweißproduktion benötigt.

Geschlechtschromosome: Menschen besitzen ein Paar Geschlechtschromosome, d. h. zwei X-Chromosome bei Frauen und ein X- und ein Y-Chromosom bei Männern. Gene auf dem X-Chromosom werden X-chromosomale Gene genannt, Gene auf dem Y-Chromosom Y-chromosomale Gene. Das Wilson-Gen ist autosomal (Chromosom 13) und kein Geschlechtschromosom.

GOT: Glutamat-Oxalat-Transaminase, siehe AST

GPT: Glutamat-Pyruvat-Transaminase, siehe ALT

Haplotypenanalyse: Bei dieser Form der Diagnose, die auf einer DNA-Analyse basiert, wird bei einem betroffenen Patienten das Wilson-Gen anhand genetischer Marker untersucht. Jedes der Chromosomen eines Patienten verfügt über ein anderes Muster an Markern. Anschließend können die Geschwister des Patienten analysiert werden. Hat ein Geschwisterteil zwei Chromosome, die denen des betroffenen Patienten entsprechen, ist dieser Geschwisterteil ebenfalls von Morbus Wilson betroffen. Entspricht nur ein Chromosom dem des betroffenen Patienten, ist der Geschwisterteil ein Träger. Entspricht keines der Chromosomen denen des betroffenen Patienten, trägt der Geschwisterteil kein Wilson-Gen.

Hepatische Enzephalophatie: Bei einem starkem Leberversagen können sich Gifte (einschließlich Ammoniakkonzentrationen) im Blut bilden, die die geistigen Fähigkeiten des Patienten beeinflussen. Das Denkvermögen des Patienten kann anfänglich verschwommen sein, dann verwirrt; Koma und Tod können schließlich folgen. Enzephalopathie wird durch eine Beschränkung des Nahrungseiweißes behandelt, indem Lactulose oder Neomycin gegeben wird. Lactulose erhöht die Geschwindigkeit, mit der Stoffe den Darmtrakt passieren. Neomycin zerstört einige der Bakterien, die manche der toxischen Substanzen aus der Nahrung erzeugen.

Hepatische Manifestation des Morbus Wilson: Form des Morbus Wilson, bei dem sich die klinische Manifestation auf die Lebererkrankung beschränkt, was bei ca. einem Drittel der Patienten der Fall ist. Die hepatische Form des Morbus Wilson kann sich als Hepatitis, Zirrhose und/oder Leberversagen manifestieren.

Hepatitis: Entzündung der Leber, die durch eine Vielzahl von Giftstoffen hervorgerufen werden kann: Virushepatitis, chemische Giftstoffe, Nebenwirkungen von Medikamenten oder überschüssiges Kupfer.

Initialbehandlung: siehe Initialtherapie

Initialtherapie: Phase der entkupfernden Behandlung, in der der Kupferhaushalt bei Wilson-Patienten unter Kontrolle gebracht wird. Die Länge der Phase variiert von zwei bis sechs Monaten in Abhängigkeit vom verordneten entkupfernden Medikament. Die Initialtherapien für die mit Morbus Wilson assoziierte Lebererkrankung und Gehirnerkrankung unterscheiden sich in der Wahl des entkupfernden Medikaments.

Kayser-Fleischer-(Korneal-)Ringe (KF-Ringe): Kupferablagerungen in der Hornhaut des Auges. Die KF-Ringe können nur zuverlässig bei einer Spaltlampenuntersuchung des Auges durch einen ausgebildeten Augenarzt entdeckt werden. Bei Wilson-Patienten mit Symptomen, die in Zusammenhang mit der Gehirnerkrankung stehen, treten diese Ringe zu 99,5% auf. Bis zu der Hälfte aller Patienten mit leberspezifischen Symptomen können sie haben. Bei betroffenen Wilson-Patienten, die noch keine klinischen Symptome entwickelt haben, den so genannten präsymptomatischen Patienten, kommen sie nur in einem Drittel aller Fälle vor.

Koordinationsschwierigkeiten (beim Morbus Wilson): Auf Kupfer-Toxizität zurückzuführende Gehirnschädigungen bei Wilson-Patienten können zu Bewegungsstörungen führen; die Patienten haben dann Schwierigkeiten, ihre Bewegungen zu kontrollieren. Der Koordinationsmangel kann sich bei folgenden Tätigkeiten äußern: beim Schreiben, Knöpfen, Essen, Stolpern oder Stürzen.

Krampfader-Blutung: Blutungen in den Darmtrakt, die von Komplikationen einer Zirrhose herrühren. Dies ist ein ernster langfristiger Risikofaktor für Wilson-Patienten. Krampfader-Blutungen können normalerweise an schwarzem, teerigem Stuhl oder dem Erbrechen von Blut oder einer kaffeesatzähnlichen Substanz erkannt werden und benötigen eine prompte Behandlung. Patienten mit Krampfader-Blutung sollten sich sofort in die Notaufnahme eines Krankenhauses begeben und dem dortigen medizinischen Personal erklären, dass sie Morbus Wilson mit einer Zirrhose haben.

Krampfadern (Varizen): Vorwölbungen der Blutgefäße in die Speiseröhre oder den Magen aufgrund von hohem Blutdruck in der Pfortader, die in die Leber mündet. Eine Komplikation der Zirrhose, die bei vielen Wilson-Patienten auftritt. Blutungen von diesen Krampfadern sind gekennzeichnet durch schwarzen, teerigen Stuhl oder das Erbrechen von Blut oder einer kaffeesatzähnlichen Substanz und sollten umgehend behandelt werden.

Krampfadern der Speiseröhre (Ösophagusvarizen): Ein Zustand, in dem Blutgefäße, venöse Äste der Pfortader, sich ausbeulen und manchmal platzen und in die Speiseröhre bluten. Solche Krampfadern entstehen durch einen hohen Druck in der Pfortader, die in die Leber einmündet. Der Pfortaderhochdruck wird beim Morbus Wilson durch eine Zirrhose verursacht. Ein Hinweis auf Blutungen durch diese Krampfadern ist das Auftreten von schwarzem, teerigem Stuhl oder das Erbrechen von Blut oder einer kaffeesatzähnlichen Substanz. Beim Eintreten einer solchen Situation sollte der Patient sich sofort in der Notaufnahme eines Krankenhauses vorstellen.

Krampfadern des Magens (Magenvarizen): Ein Zustand, in dem Blutgefäße, venöse Äste der Pfortader, sich ausbeulen und manchmal platzen und in den Magen bluten. Solche Krampfadern entstehen durch einen hohen Druck in der Pfortader, die in die Leber einmündet. Die Zirrhose beim Morbus Wilson verursacht diesen Pfortaderhochdruck. Ein Hinweis auf Blutungen durch diese Krampfadern ist das Auftreten von schwarzem, teerigem Stuhl oder das Erbrechen von Blut oder einer kaffeesatzähnlichen Substanz. Beim Eintreten einer solchen Situation sollte der Patient sich sofort in der Notaufnahme eines Krankenhauses vorstellen.

Kupfer: Kupfer ist ein metallenes Element, das ein notwendiger Nährstoff für das normale Wachstum und Entwicklung ist. Bei einer durchschnittlichen Ernährung nimmt man ca. 1 mg Kupfer pro Tag auf. Da der Körper nur 0,75 mg Kupfer pro Tag braucht, muss das überschüssige Kupfer aus dem Körper eliminiert werden. Dies geschieht normalerweise durch die Ausscheidung des überschüssigen Kupfers der Leber über die Galle in den Stuhl. Wilson-Patienten können aufgrund einer Mutation im Ausscheidungsweg der Leber dieses überschüssige Kupfer nicht loswerden. Das Kupfer sammelt sich im Körper an und verursacht irgendwann Kupfer-Toxizität.

Kupferfärbung: Eine Methode, die beim Morbus Wilson angewendet wird, um das Vorhandensein von überschüssigem Kupfer im Lebergewebe aufzudecken. Da Kupferfärbungen keine verlässlichen Indikatoren für den Kupfergehalt des Lebergewebes sind, werden sie nicht zur Diagnose des Morbus Wilson empfohlen.

Kupferarme Diät: Viele Patienten mit Morbus Wilson werden auf restriktive Diäten gesetzt, um die Kupfereinnahme zu verringern. In Anbetracht der Stärke moderner Entkupferungstherapien haben jedoch nur Leber und Meeresfrüchte ausreichend Kupfergehalt, um in ihrer Einnahme eingeschränkt werden zu müssen.

Kupferbilanz: Dieser Begriff bezieht sich auf das Verhältnis der Kupferaufnahme durch die Nahrung zur Kupferausscheidung über den Stuhl, Urin und die Haut. Normale Menschen haben eine neutrale Kupferbilanz. Wilson-Patienten nehmen täglich ca. 1,25 mg Kupfer mehr auf, als sie ausscheiden, so dass bei ihnen eine positive Kupferbilanz entsteht. Das Ziel der Entkupferungstherapie ist es, den Patienten auf eine negative (und später neutrale) Kupferbilanz zu bringen.

Kupfermangel: Kupfer ist ein notwendiges Spurenelement. Wenn die Kupferkonzentration im Körper zu niedrig wird, kann es zu einem mit einem Kupfermangel verbundenen Problem kommen. Bei Wilson-Patienten geschieht dies üblicherweise aufgrund einer Überbehandlung mit entkupfernden Medikamenten, die die Kupferkonzentration auf ein zu niedriges Niveau bringt. Bei den meisten entkupfernden Medikamenten dauert es Jahre, bis so etwas geschieht, doch Tetrathiomolybdat kann aufgrund seiner Stärke sogar während der Initialtherapie einen Kupfermangel verursachen. Als erstes führt ein Kupfermangel zu Blutarmut, eventuell begleitet von einem Absinken der weißen Blutkörperchen – dies geschieht, da Kupfer vom Knochenmark zur Zellproduktion benötigt wird.

Leberbiopsie: Ein Verfahren, bei dem eine Nadel durch die Haut in die Leber geführt wird, um eine kleine Menge an Lebergewebe zu entnehmen. Wenn sie anhand einer quantitativen Probe richtig auf Kupfer analysiert wird, ist eine Leberbiopsie der Goldstandard zur Diagnose des Morbus Wilson. Bei betroffenen Wilson-Patienten ist die Gesamtmenge von Kupfer im Lebergewebe *immer* größer als 200 µg/g Trockengewicht der Leber (normal sind 20–50 µg). Kupferfärbungen sind keine adäquate Methode, den Kupfergehalt von Leberbiopsieproben zu messen.

Leberenzyme: Im Zusammenhang mit Morbus Wilson bezieht sich dieser Begriff auf die Transaminasen: AST (GOT), ALT (GPT) und GGT. Diese Enzyme werden von der Leber bei Entzündungen und Schädigungen der Leber ins Blut freigesetzt.

Lebererkrankung: Beim Morbus Wilson stellen sich ca. ein Drittel aller Patienten mit einer durch Kupfer-Toxizität verursachten Lebererkrankung vor.

Leberkupfer: Die Gesamtmenge des in jedem Gramm getrockneten Lebergewebe enthaltenen Kupfers. Bei Wilson-Patienten ist das Leberkupfer immer höher als 200 µg/g Trockengewicht der Leber (normal sind 20–50 µg).

Lebermanifestation: Art des Morbus Wilson, bei dem die anfänglichen klinischen Probleme auf die Leber beschränkt sind. Diese Form der Manifestation mag vorrangig ein Bild der Hepatitis, eines Leberversagens oder einer Zirrhose sein.

Lebertransplantation: Verfahren, bei dem eine erkrankte Leber durch eine neue Spenderleber ersetzt wird. Eine Lebertransplantation korrigiert den Kupferverarbeitungsdefekt, der Morbus Wilson verursacht. Dieses Verfahren birgt jedoch viele Risiken und bedeutet für die meisten Patienten kein »leichteres« Leben als die medikamentöse Therapie des Morbus Wilson. Schließlich müssen Patienten nach einer Lebertransplantation auch für den Rest ihres Lebens Medikamente gegen eine Abstoßung nehmen.

Leberversagen: Ein Zustand, in dem die Leber nicht mit den Anforderungen des Körpers mithalten kann. Im typischen Fall steigt das Bilirubin und verursacht damit Gelbsucht, sinkt das Albumin im Blut und ermöglicht damit eine Flüssigkeitsansammlung im Bauchraum (Aszites) und in den Gliedern (Ödeme), und sinkt die Synthese verschiedener Faktoren des Blutes, z. B. der Blutgerinnungsfaktoren. Bei einem starken Leberversagen kann es zu einer hepatischen Enzephalopathie kommen.

Magenvarizen: siehe Krampfadern des Magens

Manifestation des Nervensystems: siehe Neurologische Manifestation

Manifestation: Dieser Begriff bezieht sich auf die Art und Weise, wie ein Patient sich vom medizinischen Standpunkt aus vorstellt. Beim Morbus Wilson betreffen die drei hauptsächlichen Manifestationsformen die Leber (Lebermanifestation), das Nervensystem (neurologische Manifestation) und das Verhalten.

Mercaptyl®: Handelsname für Penicillamin, hergestellt von der schweizerischen Firma Abbott.

Metalcaptase®: Handelsname für Penicillamin, hergestellt von der deutschen Firma Heyl.

Metallothionein: Ein Protein, das Metalle bindet und in den meisten Geweben vorkommt. Durch hohe Zinkkonzentrationen können Zellen dazu angeregt werden, Metallothionein zu produzieren. Metallothionein bindet Kupfer mit einer höheren Affinität als Zink. Bindet es sich an Kupfer, führt es das Kupfer in eine nicht-toxische Form über. In den Darmzellen verhindert Metallothionein die Absorption von Kupfer in den Körper. In der Leber und im Gehirn trägt Metallothionein zum Schutz dieser Organe vor toxischem Kupfer bei.

Mikrogramm (µg): Maßeinheit, die 1/1.000.000 eines Gramms entspricht. In 1 mg sind 1000 µg.

Milligramm (mg): Maßeinheit, die 1/1.000 eines Gramms oder 0,000035 Unzen entspricht.

Mutation: Eine Änderung in der Reihenfolge der Basen eines Gens. Mutationen können dazu führen, dass Gene abnormal oder gar nicht funktionieren. Es sind über 170 Mutationen des ATP7B-Gens bekannt, das Morbus Wilson verursachen kann.

Neurologische Manifestation: Form der klinischen Manifestation, bei der Bewegungsstörungen und/oder Verhaltensauffälligkeiten die ersten Symptome sind.

Nicht an Coeruloplasmin gebundenes (Serum-/Blut-)Kupfer: siehe Freies Kupfer

Nichteinhaltung der Einnahmevorschriften (*noncompliance*)**:** Versagen, die verschriebene Medikation den Einnahmevorschriften entsprechend zu nehmen. Bei Wilson-Patienten kann die Nichteinhaltung der Einnahmevorschriften zu steigenden Konzentrationen von potentiell giftigem Kupfer, zusätzlichen Leberschäden und/oder zusätzlichen Gehirnschädigungen und schließlich zum Tod führen.

Nicht-Träger: Bezeichnung eines Individuums, das weder ein Träger der genetischen Krankheit noch von ihr betroffen ist. Nicht-Träger besitzen zwei normale Gene und keine Kopien des genetischen Defekts, der die Krankheit verursacht.

Noncompliance: siehe Nichteinhaltung der Einnahmevorschriften

Ödem: Flüssigkeitsansammlung und Schwellung in den Extremitäten. Beim Morbus Wilson sind Ödeme normalerweise eine Konsequenz der erniedrigten Albuminkonzentration im Blut, die bei Wilson-Patienten mit Leberversagen auftritt.

Orphan-Therapie: Therapie für seltene Erkrankungen (orphan = Waisenkind). In den USA gelten Krankheiten mit einem Vorkommen von weniger als 200.000 als seltene Erkrankungen. Morbus Wilson zählt zu diesen.

Ösophagusvarizen: siehe Krampfadern der Speiseröhre

Osteoporose: Eine Erkrankung, bei der die Knochendichte abnimmt, so dass sich das Risiko von Brüchen erhöht. Osteoporose steht im allgemeinen Zusammenhang mit dem Alterungsprozess und tritt häufiger bei Frauen auf. Da Kupfer für die Gesundheit der Knochen wichtig sein könnte, sollte man darauf achten, keinen Kupfermangel mit einer Überbehandlung von entkupfernden Medikamenten zu erzeugen. Dies ist besonders wichtig bei Kindern, da Kupfer für das Knochenwachstum benötigt wird.

Oxidationsschaden: Schaden, der durch überschüssiges Kupfer verursacht wird. Überschüssiges Kupfer beschädigt Gewebe durch Oxidationsstress, indem es reaktiven Sauerstoff generiert, der Moleküle, Zellen und Gewebe schädigt.

Parkinson (Parkinson Krankheit): Ein neurologisches Syndrom von progressivem rhythmischem Tremor, einem maskenähnlichen Gesichtsausdruck, einer Verlangsamung der Bewegungen und einer erhöhten Muskelstarre. Da viele der Symptome der Bewegungsstörung beim Morbus Wilson mit den Symptomen des Parkinson identisch sind, wird der Morbus Wilson oftmals fälschlich als Parkinson diagnostiziert. Es sollte jedoch darauf hingewiesen werden, dass die Symptome der Bewegungsstörung des Morbus Wilson normalerweise vor dem 50. Lebensjahr auftreten, oft zu einem sehr frühen Zeitpunkt, im Jugend- oder jungen Erwachsenenalter, wohingegen wirklicher Parkinson typischerweise nicht bei Menschen unter 50 auftritt.

Penicillamin: Ein effektives entkupferndes Medikament, das Kupfer in einem Chelatkomplex bindet und eine erhöhte Kupferausscheidung im Urin verursacht. Es wird in den USA von der Firma Merck unter dem Handelsnamen Cuprimine®, in Deutschland von Heyl unter dem Namen Metalcaptase®, in Österreich von Novartis unter dem Namen Artamin® und in der Schweiz von Abbott unter dem Namen Mercaptyl® hergestellt. Penicillamin war das erste zur Verfügung stehende entkupfernde Medikament in oraler Form zur Behandlung des Morbus Wilson. Es ist jedoch sehr toxisch und hat bei Menschen, die es für viele Jahre lang nehmen, viele schädliche Folgen. Es sollte niemals zur Initialbehandlung des neurologischen Morbus Wilson verwendet werden, da es bei 25% der Patienten zu einer dauerhaften Verschlechterung der neurologischen Symptome führt. Ich empfehle die Verwendung dieses Medikaments bei Morbus Wilson nicht, da es sicherere alternative Medikamente gibt.

Penicillamin-Provokationstest: Ein Test, der gelegentlich zur Diagnose des Morbus Wilson verwendet wird. Den Patienten wird Penicillamin gegeben und die resultierende Veränderung der Kupferausscheidung im Urin gemessen. Der diesem Test zugrunde liegende Gedanke ist, dass bei Menschen, die aufgrund von Morbus Wilson viel Kupfer angesammelt haben, der Veränderungsgrad der Kupferausscheidung im Urin am höchsten ist. Dieser Test wurde nie standardisiert, erst recht nicht bezüglich der Ergebnisse für Träger; somit sind die Ergebnisse für eine Diagnose nicht sehr geeignet. Ich empfehle diesen Test nicht.

Pfortader: Eine Hauptvene, die Blut vom Darmtrakt zur Leber transportiert. Bei einer Zirrhose ist der Abfluss durch diese Vene in die Leber behindert, so dass ein Pfortaderhochdruck entsteht. Dieser wiederum kann erhöhten Druck in den Ästen entlang des Magens und der Speiseröhre verursachen und zu Krampfadern an diesen Stellen führen.

Pfortaderhochdruck: Hoher Blutdruck in der Pfortader und ihren Ästen. Dieser Zustand ist Folge einer Zirrhose und kann zu Krampfadern im Magen und in der Speiseröhre führen.

Präsymptomatische Patienten: Menschen, die zwei mutierte Exemplare des ATP7B-Gens besitzen und daher Morbus Wilson haben, aber bisher noch keine klinischen Symptome der Erkrankung gezeigt haben.

Probe: Eine qualitative oder quantitative Analyse von etwas. Ein Test, der etwas misst. In diesem Buch beziehen wir uns normalerweise auf die Messung von Kupfer- oder Zinkkonzentrationen.

Prothrombinzeit: Messung eines Teils des Blutgerinnungssystems. Da die Prothrombinzeit von einem Blutgerinnungsfaktor abhängt, der von der Leber produziert wird, kann sie als ein Leberfunktionstest verwendet werden. Bei einem Leberversagen verlängert sich die Prothrombinzeit. Je schlimmer das Leberversagen, desto länger ist die Prothrombinzeit.

Radiokupfertest: Beim Radiokupfertest wird ein Radioisotop von Kupfer, ^{64}Kupfer, zur Unterstützung der Diagnosestellung von Morbus Wilson genutzt. Allerdings unterscheidet der Test nicht angemessen zwischen Trägern und Betroffenen, so dass sein Nutzen begrenzt ist.

Rezessiv: Genetischer Begriff zur Beschreibung einer Krankheit, die sich bei Trägern nicht zeigt. Bei einer rezessiven genetischen Erkrankung werden zwei Exemplare des mutierten, die Krankheit verursachenden Gens benötigt, um die Krankheit in einem Individuum zu erzeugen. Morbus Wilson ist eine rezessive genetische Erkrankung.

Schluckbeschwerden: Bei der neurologischen Manifestation des Morbus Wilson kann es zu Problemen mit dem Schlucken kommen (als Dysphagie bezeichnet). Ein großes Risiko für Patienten mit Dysphagie ist Aspiration oder das Ersticken an Dingen, die hinuntergeschluckt werden sollen. Der Aspirationsgrad kann durch eine Untersuchung des Schluckaktes bestimmt werden. Chronische Aspiration kann zu einer Lungenentzündung oder chronischer Lungenerkrankung führen. Sie kann anhand einer Gastrostomie behandelt werden.

Serum-Kupfer: Synonym zu Plasma- oder Blutkupfer. Der normale Serum-Kupferwert liegt zwischen 80 und 120 µg/100 ml Blut. Bei normalen Menschen ist 90% des Serum-Kupfers auf die Anwesenheit eines sehr kupferreichen Proteins im Blut, dem Coeruloplasmin (Cp), zurückzuführen. Beim Morbus Wilson kann das Serum-Kupfer in Abhängigkeit von der Cp-Konzentration niedrig, normal oder hoch sein.

Spaltlampenuntersuchung des Auges: Eine Untersuchung, mit der ein Augenarzt das Vorhandensein von Kayser-Fleischer-Ringen überprüfen kann.

Sprachauffälligkeit: Bei der neurologischen Manifestation des Morbus Wilson tritt oft eine Sprachauffälligkeit auf, deren medizinische Bezeichnung Dysarthrie ist. Die Dysarthrie kann beim Morbus Wilson viele Formen haben; dazu zählen eine undeutliche Artikulation, geringe Lautstärke und ein repetitiver Moment beim Versuch, gewisse Wörter auszusprechen. Eine Dysarthrie kann zur Sprachunfähigkeit (Anarthria) fortschreiten.

Stuhl: Kot. Das Ausscheidungsprodukt des Darmtrakts.

Syprine®: Handelsname von Trientine, hergestellt vom amerikanischen Pharmakonzern Merck. Ein Chelatbildner, der die Kupferausscheidung im Urin erhöht.

Tetrathiomolybdat (TM): Ein starkes entkupferndes Medikament, das in der Initialtherapie des Morbus Wilson bei Patienten mit Gehirnerkrankung verwendet wird, da es hier effektiv die Verschlechterung der gehirnbezogenen Symptome während der Initialtherapie verhindert. Für andere Formen des Morbus Wilson wurde es noch nicht untersucht. TM ist zur Zeit nur an der Universität Michigan erhältlich, wo es in klinischen Versuchen untersucht wird; ich erwarte jedoch, dass es Ende 2006 kommerziell erhältlich sein wird.

Toxizität: Giftigkeit. In unserem Kontext bezieht sich der Begriff meist auf unerwünschte Nebenwirkungen von entkupfernden Medikamenten zur Behandlung des Morbus Wilson.

Träger: Ist eine ererbte Krankheit rezessiv, so wird eine Person, die nur ein Exemplar des krankheitsauslösenden mutierten Gens besitzt, ein Träger genannt. Um von der Krankheit betroffen zu sein, braucht eine Person zwei Exemplare des mutierten Krankeitsgens. Träger des Wilson-Gens sind medizinisch von Morbus Wilson nicht betroffen, aber vererben ihr mutiertes Gen durchschnittlich an die Hälfte ihrer Kinder.

Transaminasen: Leberenzyme (AST (GOT), ALT (GPT) und GGT), die oft während einer Leberentzündung (Hepatitis) erhöht sind.

Tremor: Ein rhythmisches Schütteln oder Zittern, das normalerweise die Extremitäten aber auch andere Teile des Körpers befällt. Dies ist oft ein Symptom der Gehirnerkrankung, die durch Kupfer-Toxizität des Morbus Wilson entsteht.

Trientine: Ein effektives entkupferndes Medikament, das in den USA vom Pharmakonzern Merck unter dem Handelsnamen Syprine® und in Europa von der Firma Univar unter dem Namen Trientine dihydrochloride® hergestellt wird. Es reduziert das im Körper enthaltene Kupfer, indem es die Kupferausscheidung im Urin erhöht.

Urinkupfer: Menge des im Urin ausgeschiedenen Kupfers. Sie wird meistens über einen Zeitraum von 24 Stunden gemessen. Bei unbehandelten Wilson-Patienten mit entweder das Gehirn oder die Leber betreffenden Symptomen ist der Urinkupferwert immer höher als 100 µg pro 24 Stunden (normal sind 20–50 µg). Das 24-Stunden-Urinkupfer kann auch zur Kontrolle der Therapieentwicklung genutzt werden.

Urinzink: Menge des im Urin ausgeschiedenen Zinks. Sie wird meistens über einen Zeitraum von 24 Stunden gemessen, um zu ermitteln, wie gut ein Patient seine Zink-Therapie einhält. Bei erwachsenen Patienten, die die Standarddosis Zink nehmen, sollte das 24-Stunden-Urinzink immer höher als 2 mg liegen (normal sind 0,2 bis 0,5 mg).

Varizen: siehe Krampfadern

Vererbung: Das Weitergeben von genetischen Merkmalen von Eltern zu ihren Kindern.

Verhaltensauffälligkeiten des Morbus Wilson: Erleiden Patienten Gehirnschädigungen durch Kupfer-Toxizität bei Morbus Wilson, weisen sie oft Verhaltensauffälligkeiten auf, unabhängig davon, ob sie bisher den Bewegungsapparat betreffende neurologische Symptome entwickelt haben. Zu den Verhaltensauffälligkeiten zählen meist Schwierigkeiten bei der Kontrolle von Emotionen, die zu Weinanfällen, Wutausbrüchen oder starker Depression führen können. Die Patienten haben oft Schwierigkeiten, sich auf Aufgaben zu konzentrieren und versagen eventuell in der Schule oder weisen eine Verschlechterung der Arbeitsleistung auf. Sie können auch durch ungewöhnlicheres Verhalten auffallen, wie z. B. sexuellen Exhibitionismus oder manifesten Halluzinationen oder Wahnvorstellungen. Gelegentlich sind solche Patienten suizidgefährdet. Diese Verhaltensauffälligkeiten sind nicht lebenslang, d. h. sie werden nicht während des gesamten Lebens des Patienten aufgetreten sein. Wahrscheinlich werden sie eine Dauer von einigen Monaten bis einigen Jahren haben. Diesen Patienten wird fälschlicherweise oft ein Problem des Drogenmissbrauchs zugesprochen.

Wilson-Gen: Das Gen, das Morbus Wilson verursacht, wenn seine beiden Exemplare mutiert sind. Sein technischer Name ist ATB7B. Seine normale Funktion führt zur Kupferausscheidung aus der Leber in die Galle.

Wilzin®: Handelsname für Zinkacetat, ein effektives entkupferndes Medikament zur Erhaltungstherapie des Morbus Wilson, das in Europa von Orphan Europe vertrieben wird. Zink agiert, indem es die Produktion von Metallothionein in den Darmzellen anregt. Dieses Metallothionein bindet das in der Nahrung enthaltene Kupfer sowie das in den Speichel, Magensäften und Darmsekreten abgesonderte Kupfer und verhindert seine Absorption in den Körper.

Zink: Ein effektives entkupferndes Medikament, das zur Erhaltungstherapie des Morbus Wilson und oftmals in Verbindung mit anderen Medikamenten bei der Initialtherapie von Patienten verschrieben wird. Zink agiert, indem es die Produktion von Metallothionein in den Darmzellen anregt. Dieses Metallothionein bindet sich an das Kupfer aus der Nahrung und den Sekreten des Darmtrakts und verhindert so seine Absorption in den Körper. Zink ist zur Behandlung des Morbus Wilson in den USA kommerziell unter dem Handelsnamen Galzin® vom Pharmaunternehmen Gate und in Europa unter dem Namen Wilzin® von der Firma Orphan Europe erhältlich.

Zirrhose: Ein Krankheitsprozess, der zur Vernarbung des Lebergewebes führt. Da normales Lebergewebe durch vernarbtes Gewebe ersetzt wird, kann eine Zirrhose die Funktionsfähigkeit der Leber beeinträchtigen, wie z. B. die Protein- und Enzymbildung oder ihre Fähigkeit, Gifte aus dem Blut zu entfernen. Eine Zirrhose kann auch zu erhöhtem Druck in der Pfortader und ihren Ästen führen, was Krampfadern der Speiseröhre und des Magens zur Folge haben kann. Diese Krampfadern können in die Speiseröhre oder den Magen bluten und so Blutungen im Magen-Darmkanal hervorrufen; ein solcher Fall sollte als Notfall behandelt werden.

Weitere Werke von George J. Brewer:

Fachliteratur

Wilson's Disease:
A clinician's guide to recognition, diagnosis, and management.
Kluwer Academic Publishers, 2001.

Memoiren

From Start to Finish.
Xlibris, 2001.

Fiktion

I.D.
Xlibris, 2000.

The Death Gene
Xlibris, 2002.